新编大学生健康教育教程（第二版）

主　编　王建成　康逢民　杜俊艳

副主编　邓　磊　温　萌　张丽霞　达朝锦　张　燕

编　委　郭　燕　张晓娟　吉珍颖　王　琳　庞丽娜
王娅娅　谢艳春　罗　蕊　冯灵虎　何　文
周启平　朱小花　谢晓艳

NEW HEALTH EDUCATION
COURSE FOR
COLLEGE STUDENTS（SECOND EDITION）

HEALTH
EDUCATION

蘭州大學出版社
LANZHOU UNIVERSITY PRESS

图书在版编目(CIP)数据

新编大学生健康教育教程 / 王建成, 康逢民, 杜俊艳主编. -- 2版. -- 兰州 : 兰州大学出版社, 2023.9 (2025.2重印)
ISBN 978-7-311-06536-2

Ⅰ. ①新… Ⅱ. ①王… ②康… ③杜… Ⅲ. ①大学生－健康教育－高等学校－教材 Ⅳ. ①G647.9

中国国家版本馆CIP数据核字(2023)第162018号

责任编辑 宋 婷 郝可伟
封面设计 陈 欣

书 名 新编大学生健康教育教程(第二版)
作 者 王建成 康逢民 杜俊艳 主编
出版发行 兰州大学出版社 (地址:兰州市天水南路222号 730000)
电 话 0931-8912613(总编办公室) 0931-8617156(营销中心)
网 址 http://press.lzu.edu.cn
电子信箱 press@lzu.edu.cn
印 刷 甘肃浩天印刷有限公司
开 本 710 mm×1020 mm 1/16
成品尺寸 170 mm×240 mm
印 张 15(插页2)
字 数 269千
版 次 2023年9月第2版
印 次 2025年2月第3次印刷(累计5次印刷)
书 号 ISBN 978-7-311-06536-2
定 价 45.00元

序　言

习近平总书记强调“没有全民健康，就没有全面小康”，作为教育者、作为护理工作者，关注大学生健康教育这一命题无疑是非常必要的。编者团队一直在坚持做大学生健康教育工作。他们开设了微信公众号，面向大学生推送健康教育知识；他们建立了微信群，为大学生随时提供健康咨询；他们在兰州新区职教园区开辟多个医疗点，方便园区院校大学生就医。基于这些工作实践，他们想要进一步提高大学生健康教育的质量，于是，查阅了大量国内外大学生健康教育文献和资料，吸收了很多新观点，撰写了《新编大学生健康教育教程》，以期让大学生健康教育工作更规范、更系统、更科学。

希望该书能对高等院校学生以及从事健康教育的工作者提供帮助。

任　晖

2022年4月10日

前　言

《“健康中国2030”规划纲要》中提出，到2030年要实现“主要健康危险因素得到有效控制，全民健康素养大幅提高，健康生活方式得到全面普及”的目标，医学健康科普正是提高全民健康素养、普及健康生活方式和控制主要健康危险因素的重要途径。大学生是社会主义事业的建设者和接班人，既要有崇高的理想、高尚的情操、扎实的专业知识和技能，又要有健康的身心，他们正处在大量吸取知识和技能的阶段，这是观念及行为形成并稳固发展的重要时期，但目前存在诸多问题：一方面，不同程度的亚健康的学生群体会出现各种身心疾病，严重影响其学习生活；另一方面，我国的健康教育研究仍处于“老年、儿童多，青中年少”的局面，对于大学生健康教育研究的频率和内容的广泛度仍需提高。因此，在高等院校普遍开展健康教育以提高大学生的身心素质，这既是发展德育和智育的基础，也是关系到提高中华民族素质的一项具有战略意义的重要工作。健康知识和思想也可通过学生辐射到家庭、社会各个层面，有利于公众健康素养的整体提升。普及健康教育，提高国民健康素质，已刻不容缓。

全书共包含七章，分别为绪论、人体的基本结构与功能、生活方式与健康、常见疾病的预防、意外伤害与急救、心理健康教育、专题健康教育。全书从人类的生物属性、心理属性和社会属性三个角度出发，培养大学生的健康意识、知识与技能，构成了大学生健康教育的完整体系。每章以情景导入见面，正文包含与主题相关的基础知识、相应的策略及技巧，增加知识拓展内容以拓宽学生视野，提升学习兴趣，课后以多种形式的工作任务为驱动，使学生学以致用。结合大学生人群的特殊性，考虑理论与实践需要，以学生及健康教育者的学习、工作需求为出发点进行编撰，力求理论性、科学性和方法技能有机融合，具有针对性、实用性和实践指导性特色。本书的目的是对大学生进行健康教育和行为管理，以指导和促进大学生正确认识和理解生命安全的意义和价值，帮助其掌握预防疾病的基本知识、方法和适宜技能，维护其身心健康。本书可供各高等院校学生以及从事健康教育的工作者使用。

全书编排力求语言通俗，尽可能贴近大学生的生活实际。在内容组织上，吸收国内外大学生健康教育发展的最新观点，既强调基础知识，又能反映现代科学技术的发展和进步；既突出重点，又结合多个学科知识，展示更多的知识点；既有针对性，又保留给读者一定的思考空间。希望本书能成为大学生健康生活的好伙伴。

主编王建成、康逢民、杜俊艳对本书内容进行了论证及体例结构的整体安排，副主编邓磊、温萌、张丽霞、达朝锦、张燕进行了统稿工作，郭燕、张晓娟、吉珍颖、王琳参与了文献检索、资料调研与整理工作，庞丽娜、王娅娅、谢艳春、罗蕊、冯灵虎、何文、周启平、朱小花、谢晓艳参与了校稿工作。

本书编写过程中，得到了甘肃省公共卫生行业专家和第48届“南丁格尔奖”获得者、2021年度“全国三八红旗手”荣誉称号获得者脱亚莉护士长的指导。

在此，一并向他们表示诚挚的感谢！同时，也感谢高碧君、王萧、梁鑫和马闻静为本书绘制插图。

鉴于编者能力和水平所限，虽力求完美但难免有疏漏之处，恳请使用本教材的广大师生和读者惠予斧正，在此一并表示深深的谢意。

编　者

2022年2月

目　录

第一章　绪　论

第一节　健康与疾病

一、健康与疾病的基本概念

健康是指一个人在身体、心理、社会适应和道德等方面都处于完好的状态。传统的健康观是“无病即健康”，而现代人的健康观是整体健康。健康是人的基本权利，是人生最宝贵的财富之一；健康是人们生活质量的主要基础；健康是人类自我觉醒的重要方面；健康是生命存在的最佳状态，有着极其丰富的内涵。

早在1948年世界卫生组织（WHO）在其宪章中指出：“健康不仅是没有疾病或者不虚弱，而且是保持身体、心理和社会适应各方面的完好状态。”20世纪50年代，因人口、环境、能源等社会问题出现，研究者从而提出了强调身体、情绪、智力、精神和社会各个要素平衡发展的健康观。1978年，国际初级卫生保健大会发表的《阿拉木图宣言》首次提出“健康是基本人权，达到尽可能的健康水平，是世界范围内的一项最重要的社会性目标”。1989年，世界卫生组织（WHO）提出健康宣言，又一次深化了健康的概念，提出健康还应包括道德健康，即：“一个人在身体、心理、社会适应和道德四个方面皆健康才算健康。”进入21世纪以后，研究者根据新时期慢性疾病发展趋势以及卫生政策的需要，提出“健康是一种适应能力和自我管理的能力”以及“完全健康人”的新概念。

由此可见，随着社会进步，人们对健康的认识逐步深刻，对健康的定义从最初的“没有疾病”逐步扩展到身体、心理、社会适应、道德等各个方面，逐步扩展为一个涵盖医学、社会科学乃至伦理学的系统性强、涵盖面广且边界在不断延展的理论体系。

此外，世界卫生组织（WHO）还提出了关于个人健康评估的十条标准：一是精力充沛，能从容不迫地应对日常生活和工作压力而不感到过分紧张和疲劳。二是处事乐观，态度积极，乐于承担责任，不论事情大小都不挑剔。三是善于休息，睡眠良好。四是应变能力强，能适应外界环境的各种变化。五是能够抵抗一般性的感冒和传染病。六是体重适当，身体匀称，站立时，头、肩、臂的位置协调。七是反应敏锐，眼睛明亮，眼睑不易发炎。八是牙齿清洁，无空洞、无痛感，齿龈颜色正常，无出血现象。九是头发有光泽、无头屑。十是肌肉、皮肤富有弹性。

对应健康的定义来说，疾病是机体在一定病因作用下所引发的一系列代谢变化、功能变化以及结构变化，属于非正常的生命活动过程。若患病个体的身体、心理、社会适应和道德等方面完好状态被打破，会出现患者能感受到的身体症状、可被检查出的体征以及患者在行为方面的表现异常。

二、亚健康

在健康和疾病之间还有一种中间状态，即亚健康。亚健康状态低于健康定义的身体方面的完好状态、心理方面的完好状态、社会适应方面的完好状态和道德方面的完好状态，但又不能达到临床上对于疾病的诊断标准，属于机体的功能低下。在一定时间内，亚健康者可表现出身体活力低下、心理健康低下、社会适应低下和道德素质低下的状态。身体的亚健康状态表现为易疲劳、虚弱乏力、免疫力低等形式，心理的亚健康状态表现为易失眠、易多梦、易焦虑、易烦躁、易暴怒、注意力难集中等形式，社会适应的亚健康状态表现为不和谐的社会关系、孤独、感觉被社会抛弃等形式，道德素质的亚健康状态表现为价值取向趋于实惠、社会责任感淡薄、自我意识彰显、公德素养较差、认知与行为脱节、求职和学习目的功利化等形式。

三、对健康、亚健康与疾病的认识

一项由世界卫生组织（WHO）公布的调查数据显示，人群中符合健康定义的人数占比约为5%，处于亚健康状态的人数占比约为75%，剩余患有疾病的人数占比约为20%。亚健康状态与多种因素有关，比如学习压力大、工作压力大、生活负担重等，日常身心负荷过重会引起神经内分泌功能失调，从而造成亚健康状态。不健康的行为方式和生活方式如抽烟、酗酒、暴饮暴食、作息不规律、运动量不足、社会适应不良、环境污染、饮食不洁等都可造成机体亚健康状态。另外，亚健康状态也受到机体衰老和遗传因素的影响。亚健康处于可逆状态，如果积极改善生活方式、心理思维方式，可逆转为身心健康状态；如果没有采取积极的应对措施，亚健康状态继续发展会转变为疾病。因此，要重视亚健康的危害，重视疾病的预防。从健康定义的身体状态、心理状态、社会适应状态、道德素质状态等方面来看，健康和疾病既要关注身体的生物学表现，也要关注心理、社会乃至伦理学表现。防治疾病不能只依赖于疫苗接种、药物、手术等医学手段，还需要扩大到环境、心理以及社会等层面。

第二节　健康教育

一、健康教育的内涵

健康教育是通过有计划、有组织、有系统的教育活动，使人们能够认识和接受有益于健康的行为和生活方式，自觉消除或控制影响健康的危险因素，预防疾病，促进健康，提高生活质量，并对教育效果做出评价的教育活动与过程。健康教育的核心是教育人们树立健康意识，促使人们改变不健康的行为生活方式，养成良好的行为生活方式，以减少或消除影响健康的危险因素。通过健康教育，能帮助人们了解哪些行为是影响健康的，并能自觉地选择有益于健康的行为生活方式。

二、健康教育的目的和意义

（一）健康教育的目的

健康教育的目的：健康教育是一项改造社会，改造人的精神面貌的系统工程，其目的是通过教育的手段，宣传普及医学科学和卫生预防保健知识，强调讲究卫生，减少疾病，改变不卫生的习惯和行为，从而增强健康意识和自我保健能力，选择符合健康要求的行为方式和生活方式，提高全民族的身心素质和健康水平。具体概括为以下几点：

增强人们的健康意识，使个人和群体实现健康的目的；

维护健康；

预防非正常死亡、疾病和残疾的发生；

改善人际关系，增强人们的自我保健能力，使其破除迷信，摒弃陋习，养成良好的卫生习惯，倡导文明、健康、科学的生活方式；

增强健康理念，从而理解、支持和倡导健康政策、健康环境。

（二）健康教育的意义

健康教育是解决疾病预防与控制措施中最为便捷和重要的手段之一。随着社会发展，人类疾病谱和死因谱发生显著变化，导致人们死亡的主要原因由传染性疾病转变为慢性非传染性疾病，而慢性疾病目前尚缺乏生物学预防手段和治疗方法。因此，只有通过改善人们与健康相关的行为来预防这些疾病，才是有效的与疾病斗争的手段。健康教育的意义具体概括为以下几点：

健康教育是实现初级卫生保健及自我保健的基本手段；

健康教育是落实初级卫生保健的基础工程，是做好各项社会保健工作的重要保证；

健康教育是一项投入少、产出高、效益大的卫生保健措施；

健康教育是提高全民族健康水平、实现“健康中国”的重要举措。

健康教育是医学科学发展的必然结果，预防医学可以改善人群相关行为的需要，促使医学与行为科学、管理科学等学科结合并产生新的边缘学科，为此，健康教育得以成为一个专业领域并开辟了医学科学知识一个新的成长点。这使得医学不仅能救死扶伤、预防疾病，而且能帮助人们促进健康，达到一种完美的健康的状态。

健康教育应该从小学抓起，不同学段开设不同程度的健康教育课，让学生成长为身体健康、人格健全、心理健康的完整社会人，才是一个全面发展的劳动者。2016年中共中央、国务院为全面贯彻党的十八届五中全会战略部署，颁布了《“健康中国2030”规划纲要》，该纲要是推进“健康中国”建设的行动纲领，在国家发展战略中，将提高人民健康水平放在优先的地位。通过健康教育活动，可以使人们认识到影响健康的行为方式和生活方式，改变错误的健康理念，从而形成利于健康的行为方式和生活方式。

三、大学生健康教育

健康不仅是个人、家庭美好生活的基础和重要保证，而且是民族、国家的财富和荣耀。国民健康始终是和社会进步、民族命运、国家兴旺紧密联系在一起的。健康问题应引起社会各界的高度关注，新时代大学生作为我国社会主义事业的接班人和建设者，其健康问题更应值得社会各界的重视。

2021年，教育部发布的全国教育事业统计数据结果显示：我国各种形式的高等教育在学总规模4430万人，即我国在读大学生的总人数为4430万。大学生是我国社会主义现代化建设进程中各条战线亟需的高素质人才，对大学生开展健康教育，促进大学生掌握自身保健知识，深刻影响着社会进步、民族兴旺和国家发展。为促进大学生身心健康、提高人才素质，具有中国特色的大学生健康教育也要坚持与时俱进，同时推动大学生健康教育高质量发展，落实好“健康中国”的行动要求。

大学生作为社会的中坚力量和未来社会的主人翁，其身心健康状况直接关系到国家的发展和社会的进步。因此，大学生健康教育显得尤为重要，具体概括为以下几点：

一是大学生健康教育可促进大学生的身心健康。大学生时期正是身体发育和心理成长的关键阶段，如果缺乏必要的健康教育，可能会导致许多健康问题，甚至危及生命。因此，大学生健康教育对于提升大学生的身心健康水平具有重要意义。

二是大学生健康教育可提高大学生的卫生意识。大学生群体中，许多人尚未形成良好的卫生习惯，缺乏卫生意识和健康知识，容易形成一些不良的生活习惯。大学生健康教育的开展可以提高大学生的卫生意识，提升大学生的健康认知水平，帮助他们树立正确的健康观念和生活方式。

三是大学生健康教育可增进大学生的人际关系。大学生由于人生阶段的转换，面临许多新的人际关系，往往难以应对。通过大学生健康教育，可以提高学生的情商和人际交往能力，促进良好的人际关系，并为未来职业发展打下一定基础。

做一个健康的人并不容易，因为一个真正健康的人也意味着是一个全面发展的人。新时代大学生作为我国社会主义事业的可靠接班人和合格建设者，应该把自己锻造成为德智体美劳全面发展的高质量人才，为实现中华民族伟大复兴做出应有的贡献。

第二章　人体的基本结构与功能

◆情景导入

毛主席说："身体是革命的本钱！"大学生身为社会主义事业的建设者和接班人，追求理想、完成学业都离不开一个前提条件，那就是健康的体魄。

请问：同学，你了解自己的身体由哪些结构组成吗？你知道自己的身体有哪些功能吗？学习人体基本结构和功能的知识，对正常人体有所认识，将为我们保持身体健康打下坚实的理论基础。

第一节　人体的基本结构与功能

人体由九大系统构成，以下分别阐述各系统的基本结构和功能。

一、运动系统的基本结构与功能

骨、骨连结和骨骼肌共同组成运动系统。全身各骨借骨连结形成人体的骨骼。运动系统对整个人体而言，具有运动、支持以及保护的功能。

（一）骨

正常成人骨的数量为206块，全身骨的重量约占成人体重的1/5。每一块骨为独立的一个器官。

骨的构成主要为骨组织，外面覆有骨膜，内部有腔，可容纳骨髓。骨组织的成分中约2/3为无机质，约1/3为有机质。无机质的成分主要是钙、磷化合物，赋予骨一定的硬度、脆性。有机质的成分主要是胶原纤维等蛋白，赋予骨

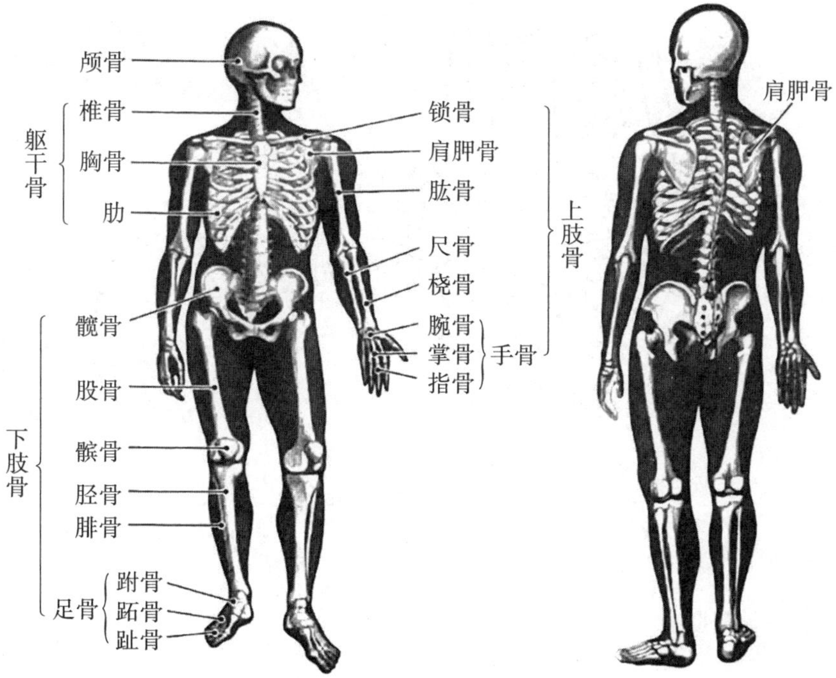

图2-1　人体骨骼

（来源　任晖，乔跃兵.人体解剖学与组织胚胎学[M].北京：人民卫生出版社，2021：8.）

一定的韧性、弹性。

幼年阶段骨中所含的有机质成分较多，所以韧性好、弹性大，易发生变形；老年阶段骨中所含的有机质成分减少，骨中所含的无机质成分占比则相对增多，骨的脆性变大，故老年人易发生骨折。

（二）骨连结

骨与骨之间的连结方式称为骨连结。通常所说的关节属于骨的间接连结，在骨与骨之间存在的腔隙称为关节腔，两骨相对的部位称为关节面，包于关节外面的囊状结缔组织称为关节囊，关节囊上的细胞可分泌滑液，关节腔内存在的少量滑液可以起润滑作用，减少关节活动时两骨之间的摩擦，故间接连结也称为滑膜关节，如肩关节、膝关节等。

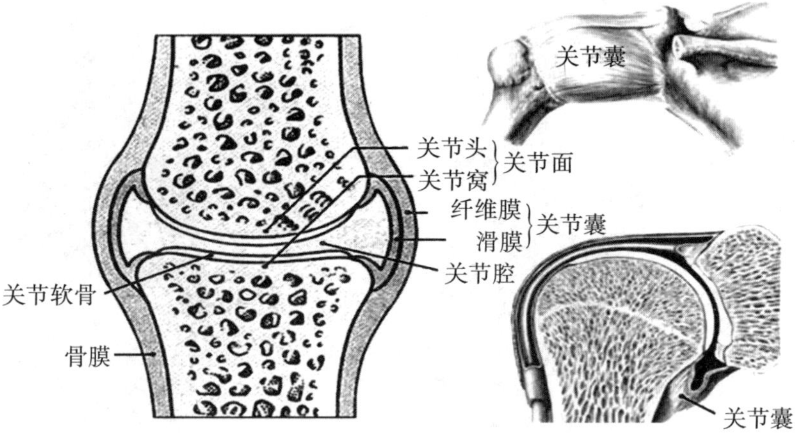

图2-2　关节的结构

（来源　任晖，乔跃兵.人体解剖学与组织胚胎学[M].北京：人民卫生出版社，2021：20.）

（三）骨骼肌

表2-1　骨骼肌、心肌和平滑肌对比

	骨骼肌	心肌	平滑肌
横纹肌	是	是	否
随意肌	是	否	否
分布部位	躯干、四肢	心、连心的大血管	内脏器官、血管
收缩特点	快速、有力	自律性、持久、不易疲劳	阵发性、缓慢、持久

骨骼肌分布广、数量多，人体有600余块骨骼肌，约占体重的2/5。每块骨骼肌的大体构造包括中间的肌腹（可收缩）和两端的肌腱（不可收缩）。骨骼肌通常借两端的肌腱附着于关节的两骨之间。骨骼肌在运动系统中起着动力作用，骨骼肌收缩时，参与构成关节的两骨彼此靠近，关节发生运动。

二、消化系统的基本结构与功能

（一）消化系统概述

消化系统器官中一部分为消化管，另一部分为消化腺。消化管为一套连续的管腔，从上往下有口腔、咽、食管、胃、小肠、大肠。消化腺主要为大唾液腺、肝脏和胰脏等。消化系统的基本功能是消化摄入的食物，吸收食物中的营养物质。食物中的蛋白质、脂肪、糖类是不能直接被身体吸收和利用的天然大分子物质。消化腺分泌的消化液含有很多消化酶，可以分别消化和分解食物中的天然大分子物质。食物在消化液的作用下被分解成构造简单的小分子物质，即为消化。通过消化管黏膜上皮细胞将小分子物质转运到血液中和淋巴中，即为吸收。不能被消化和吸收的残留物，最终以粪便的形式排出。

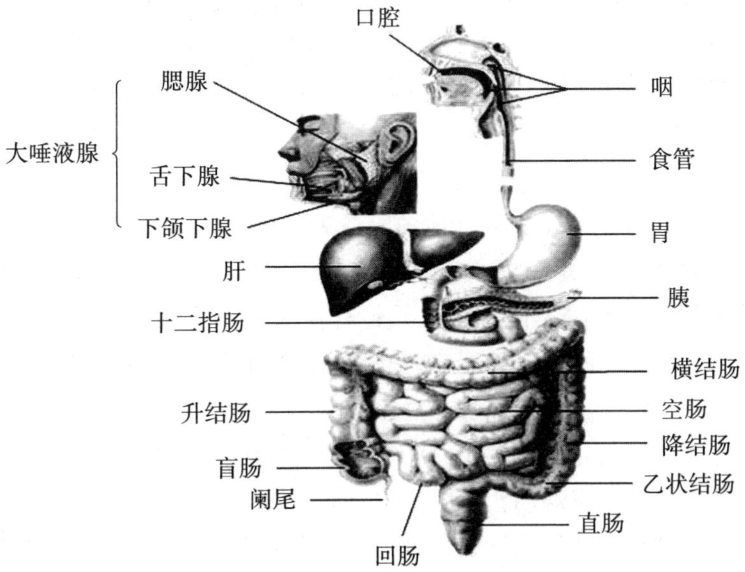

图2-3　消化系统模式图

（来源　任晖，乔跃兵.人体解剖学与组织胚胎学[M].北京：人民卫生出版社，2021：52.）

（二）消化管

1. 口腔

口腔是消化管的起始结构。舌位于口腔底部，占舌前部三分之二的为舌体，占舌后部三分之一的为舌根，舌尖在舌体的最前端。舌的表面分布有味蕾，能感受酸、甜、苦、咸等不同的味道。口腔内有人体最坚硬的结构：牙。牙的主体成分为牙质，牙冠部分的牙质外层覆有乳白色、极坚硬的牙釉质。人的一生中先有乳牙，之后替换为恒牙。

2. 咽

咽是主要成分为肌组织的管道，漏斗形，前后略扁，处于颈椎之前，下方与食管相连。咽的前壁不是完全封闭的，分别连通着前方的鼻腔、口腔及喉腔。咽既是消化的通道，也是呼吸的通道。

3. 食管

食管为肌性管道，前后形态较为扁窄。食管的全长约为25 cm，行程经过颈部、胸部、腹部。食管上端连接咽，往下穿过位于胸腔和腹腔之间的膈肌，进入腹腔后与胃的贲门相连。食管宽窄不一，全长有三处狭窄的部位。第一处食管狭窄是在起始处，此处距中切牙的距离约为15 cm；第二处食管狭窄在与左主支气管相交叉的部位，此处距中切牙的距离约为25 cm；第三处食管狭窄是在穿过膈肌的裂孔处，此处距中切牙的距离约为40 cm。食管异物容易留在狭窄部位，食管疾病也好发于这些部位。对食管进行插管操作时，要避免损伤狭窄处。

4. 胃

胃的形态相较于消化管的其他各段最为膨大。胃有两个口：一个是入口，即上连食管的贲门；另一个是出口，即下连十二指肠的幽门。胃壁上分布着腺体，能分泌胃液。胃液是酸性的，其中有胃酸、胃蛋白酶等成分。胃酸为盐酸，可以活化胃蛋白酶原，杀死伴随饮食进入胃的细菌，还可使食物中的蛋白质发生变性，有利于食物的分解、消化。

正常成人的胃容量大约是1000～2000 mL。食物在胃内可暂时储存，并初步消化为食糜。伴随胃蠕动，胃内已初步消化的食糜从胃排出到十二指肠，即为胃排空。食物的性状和化学成分决定着胃排空的速度。胃排空糖类的时间在2 h以上，排空脂肪类的时间约在5～6 h，排空蛋白类的速度介于排空糖类和排空脂肪类之间。通常人们的饮食为混合型食物，胃排空所需要的时间约在4～5 h。

5. 小肠

小肠全长约为5～7 m，依次为十二指肠、空肠和回肠三个连续的部分。十二指肠连接胃的幽门，形似字母“C”，左侧弯曲环绕胰头。空肠与回肠间没有明显的结构分界，一般空肠居于左上腹，其管径较粗，肠壁较厚，因富含血管而颜色居红。回肠居于右下腹，其管径较细，肠壁较薄。小肠壁内含有肠腺，其分泌物为肠液。在十二指肠后壁上有胰腺导管和胆总管的共同开口处，胰腺导管排出胰液，胆总管排出胆汁，故小肠内的消化液不仅有小肠液，还有胰液和胆汁，富含全面的消化酶，食物在小肠内被充分消化。小肠黏膜的内表面存在一些特殊结构，能扩大小肠的吸收表面积，在小肠壁上还分布着较多的毛细血管和毛细淋巴管，小肠壁上的这些结构都有助于营养物质的吸收。

6. 大肠

大肠包括盲肠、阑尾、结肠、直肠、肛管五个部分。盲肠居右下腹，其下端为盲端，后内侧壁连接阑尾，左侧连接回肠。阑尾是一长约6～8 cm的小盲管，根部与盲肠相连。结肠围绕在小肠周围，按行程分为升结肠、横结肠、降结肠、乙状结肠四个部分。直肠连接乙状结肠，向下移行为肛管。肛管为消化管的末段，终止于肛门。大肠可暂存食物残渣，并能吸收食物残渣中的水、无机盐和一些维生素，大肠还可通过肠内某些物质合成维生素K。最终，大肠蠕动，将食物残渣形成的粪便推至直肠，由肛门排出体外。

（三）消化腺

1. 大唾液腺

大唾液腺共有腮腺、下颌下腺和舌下腺三对，其分泌物为唾液，通过各自的导管排至口腔。唾液中包含水、淀粉酶、溶菌酶等成分，有抗菌、清洁口腔、消化食物的作用。

2. 肝

肝脏为人体腺体中体积最大者，位于右上腹。肝脏功能强大，可分泌胆汁，还承担代谢、解毒、吞噬和防御的功能。胆囊可储存胆汁。胆汁在胆囊被浓缩为浓稠的液体，有苦味。胆汁的主要成分为胆盐，它的作用是促进脂类物质的吸收。

3. 胰

胰组织中的腺泡可分泌胰液，胰液中包含胰蛋白酶、胰淀粉酶和胰脂肪酶，是消化液中含消化酶种类最丰富的。胰液分泌后经由导管排出，导管从小到大依次汇合，最后合成胰管。胰管出胰后，在十二指肠后方与胆总管汇合，开口于十二指肠后壁。胰导管排出胰液，此为胰的外分泌部。胰还有内分泌部，指的是胰岛，胰岛为大小不一的细胞团，分布于胰的外分泌部之间。胰岛的分泌物是激素，主要有胰岛素和胰高血糖素，前者可以降低血糖浓度，后者可以升高血糖浓度，两者共同调节血糖平衡。

三、呼吸系统的基本结构与功能

呼吸系统包括呼吸道和肺。呼吸道包括鼻、咽、喉、气管及各级支气管。肺内支气管反复分支形似树枝，分支末梢连有肺泡。肺泡是与毛细血管进行气体交换的主要部位。机体吸入氧气，氧气被运输给组织、细胞利用，经过物质代谢产生的代谢产物二氧化碳，再由呼吸系统呼出体外。

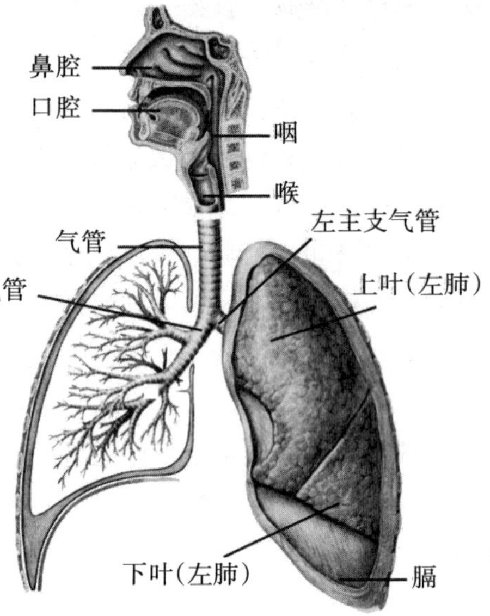

图2-4　呼吸系统模式图

（来源　任晖，乔跃兵.人体解剖学与组织胚胎学[M].北京：人民卫生出版社，2021：76.）

四、泌尿系统的基本结构与功能

（一）泌尿系统概述

泌尿系统器官包括肾、输尿管、膀胱和尿道。机体物质代谢过程中所产生的一些废物，就是借助泌尿器官溶于水中以尿液的形式排出，故泌尿系统可维持体内外水平衡和酸碱平衡。

（二）肾的形态

肾的形态似蚕豆，位于腹腔后上部。肾的内侧缘中部凹陷，是肾盂、肾动脉、肾静脉出入肾的部位，此处称为肾门。肾盂自肾门离开肾脏，之后移行为输尿管。肾可以通过生成尿液来排出体内的代谢废物。肾分泌肾素，与血管收缩、调节血压有关。肾还分泌促红细胞生成素，如果促红细胞生成素分泌量下降会导致贫血。每个肾脏大约由100万个肾单位构成。肾单位包括肾小球和肾小管两部分。肾小球由血管球和包在血管球外面的肾小囊构成。血管球的本质为一团毛细血管，肾小囊有脏层和壁层两层细胞，脏层贴血管球外面，两层细胞之间的间隙为肾小囊腔。肾小管是一条较长、较弯曲的管道，起始端连接肾小囊，末端有集合管连接。

（三）尿的生成

肾小球的毛细血管中源源不断流过血液，经肾小球的毛细血管和肾小囊脏层细胞血浆中的成分被滤过到肾小囊腔，除不含大分子蛋白外，此时肾小囊腔中滤过液的成分与血浆几乎相同，也称为原尿。原尿从肾小囊腔流至肾小管，此时原尿改称小管液。肾小管和集合管可将流经的小管液中的水、溶质重吸收回血液，但肾小管和集合管不重吸收小管液中的代谢废物。同时，肾小管和集合管还可以把氢离子、钾离子等物质分泌排出到小管液中，最后在集合管的末端形成终尿。

（四）尿的排放

肾不间断地生成尿液，但排尿活动是间歇性的。肾产生的尿液经肾盂流出，再经过输尿管暂时贮存在膀胱内，膀胱贮存尿量达0.25～0.4 L，会引发排尿反射，经尿道排出尿液。成年人每昼夜的正常尿量约为1～2 L；成年人每昼夜的尿量达到2.5 L以上即为多尿；成年人每昼夜的尿量不足0.4 L即为少尿；成年人每昼夜的尿量不足0.1 L即为无尿。少尿和无尿的情况都会造成体内的代谢废物无法以尿液的形式正常排泄，以致体内水分、电解质和酸碱平衡出现紊乱，会严重干扰机体的正常功能。

五、生殖系统的基本结构与功能

生殖系统分为男性生殖系统和女性生殖系统。

（一）男性生殖系统

男性生殖系统的内生殖器有睾丸、附睾、输精管、射精管、尿道和前列腺等。男性生殖系统的外生殖器有阴囊和阴茎。男性生殖器发育至成熟则具备生殖功能。男性尿道既有排尿功能，又有排精功能。

（二）女性生殖系统

女性生殖系统的内生殖器有卵巢、输卵管、子宫和阴道。女性生殖系统的外生殖器即外阴。乳房发育是女性的第二性征。乳房左右成对，位于胸前部，主要由乳头、乳腺组织、皮下脂肪组织、结缔组织和乳房悬韧带组成。生育期，乳腺组织可分泌乳汁。

六、脉管系统的基本结构与功能

（一）脉管系统概述

脉管系统为分布于全身的一套连续且封闭的管道系统，包含心血管系统和淋巴系统。心血管系统中有心脏和血管。血管又分为带血液离心的动脉、运血液回心的静脉以及连接小动脉和小静脉的毛细血管。淋巴系统内流动的是淋巴液，也称为淋巴。淋巴系统可协助静脉血引流组织液回到心脏，故可以把淋巴系统看作是心血管系统的辅助结构。血液从心脏出发，依次流经动脉、毛细血管、静脉，再返回心脏，如此周而复始地循环流动即为血液循环。

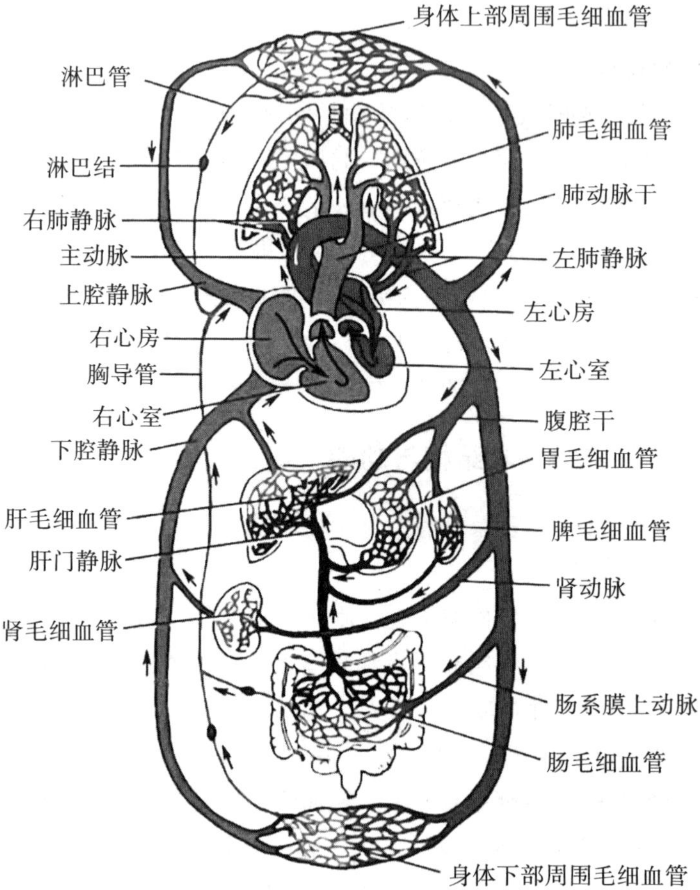

图2-5　血液循环示意图

（来源　任晖，乔跃兵.人体解剖学与组织胚胎学[M].北京：人民卫生出版社，2021：116.）

（二）心脏

心脏位于胸腔内，在膈肌之上，外观似倒置的圆锥体。心脏偏左，三分之二在身体中线的左侧，三分之一在身体中线的右侧。心脏收缩的动力可把血液推送至全身。心脏可分为左心和右心，左、右、上、下各有一腔，共有四个腔，左上的腔为左心房、左下的腔为左心室、右上的腔为右心房、右下的腔为右心室。左心房、右心房之间被房间隔所分隔，互不相通；左心室和右心室之间被室间隔所分隔，互不相通。

心壁的主要组织为心肌。心肌能够发生节律性的收缩。心脏每收缩和舒张一次所需的时间为一个心动周期。每分钟心脏跳动的次数为心率。心率等于一分钟除以心动周期。心动周期短，则心率快；心动周期延长，则心率慢。正常成年人在安静情况下的心率约为60～100次/分钟。一般在运动、饮食后以及紧张、兴奋等情况下，心率会加速。在每个心动周期里，心肌会收缩和舒张，心瓣膜会关闭和开放，血液会在心内流动产生机械振动，这些活动所发出的声音即为心音。心肌细胞上存在一定的电活动，在人体表面的一定部位放置可测量心肌电活动的电极，并描记心电发生变化的曲线，就是心电图。

（三）血压

血压是血液对血管壁的侧压力。一般谈及血压，实际指的是动脉血压。动脉血压的数值用收缩压/舒张压来表示。收缩压是动脉血压达到的最高值，舒张压是动脉血压达到的最低值。通常用上臂肱动脉搏动处测量出的血压值表示动脉血压的数值。收缩压的范围是90～140 mmHg，舒张压的范围是60～90 mmHg。血压高于正常范围会影响心血管的机能，长期发展会导致严重的心血管疾病；另外，血压低于正常范围也会给机体造成影响。

七、内分泌系统的基本结构与功能

内分泌系统包括内分泌腺（有内分泌功能的器官）和内分泌组织（有内分泌功能的组织细胞团）。内分泌组织如前文叙述的胰岛。内分泌腺产生和释放的生物活性物质即为激素。与外分泌腺通过导管排出分泌物的方式不同，激素被分泌至血液，随血液循环至特定的细胞和器官而发挥效应。

（一）垂体

垂体与下丘脑相连，也称为脑垂体。垂体的形状为横椭圆形，质量为0.6～0.7 g。根据结构特点，垂体分为前方的腺垂体和后方的神经垂体两个部分。垂体的体积虽小，但功能复杂，可分泌多种激素。垂体分泌的生长激素对组织器官的生长有重要的作用。侏儒症的发生就是由于在幼年阶段分泌的生长激素低于正常量，造成生长迟缓，表现为身材矮小。巨人症是在幼年阶段分泌的生长激素多于正常量，造成身高生长过度。垂体可分泌促甲状腺激素、促性腺激素和促肾上腺皮质激素，分别作用于甲状腺、性腺和肾上腺皮质，调节其功能。

（二）甲状腺

甲状腺的形状近似字母“H”，中间为甲状腺峡，两侧为甲状腺侧叶。甲状腺借韧带连于喉和气管上部的前面和外侧面。正常成年人甲状腺的质量为20～40 g。甲状腺的内部组织主要为滤泡，滤泡的上皮细胞合成和分泌甲状腺激素。甲状腺激素可调节机体的物质代谢、生长发育，促进神经细胞的生长成熟，特别是在幼年阶段对骨骼和神经细胞的发育起重要作用。如幼年阶段分泌的甲状腺激素量过低，则表现为身材矮小并且智力低下，即呆小症。如饮食摄入合成甲状腺激素的主要原料碘不足，会引起甲状腺肿大，俗称大脖子病。甲状腺激素的分泌量高于或低于正常范围分别会引起甲亢和甲减。甲亢主要表现为吃得多、饿得快、心慌手抖、怕热、消瘦等症状。与甲亢相反，甲减表现为没有食欲、怕冷、慵懒、虚胖、面色苍白等症状。

（三）肾上腺

肾上腺因位于肾的上方而得名。左侧肾上腺形似半月，右侧肾上腺形似三角。肾上腺的内部可分为周围的皮质和深部的髓质。前者约占肾上腺总体积的4/5，后者约占肾上腺总体积的1/5。肾上腺皮质的作用是：合成和分泌盐皮质激素，调节水、盐代谢；合成和分泌糖皮质激素，调节糖、脂肪和蛋白质代谢；还可分泌少量的雄激素。肾上腺髓质可分泌肾上腺素和去甲肾上腺素。肾上腺素的生理作用为增强心肌的收缩力，增加心排出量。去甲肾上腺素的生理作用为升高血压，收缩内脏的血管，舒张骨骼肌的血管，重新分配全身的血液供应，在应急情况下优先保证把血液供应给心脏和脑部。

八、感觉器的基本结构与功能

（一）视器

视觉是人们感知世界的最主要方式。视器是指视觉的器官，也就是眼，包括眼球和眼副器两个部分。眼球是眼产生视觉的主要结构，眼副器是保护、支持眼球的辅助结构。

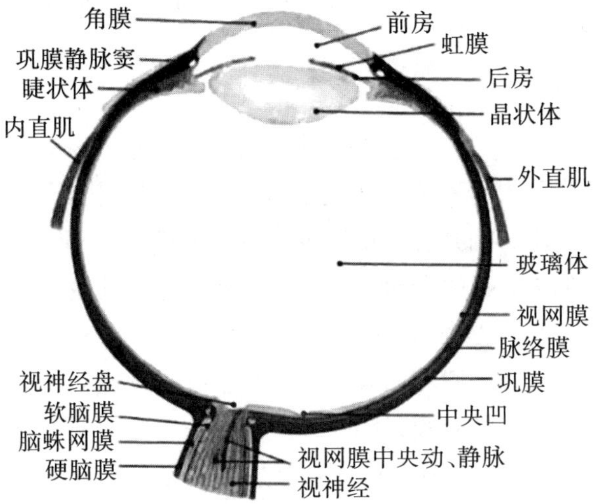

图2-6 眼球的水平切面

（来源 任晖，乔跃兵.人体解剖学与组织胚胎学[M].北京：人民卫生出版社，2021：151.）

眼球的外部为眼球壁，内部为眼球内容物。角膜和巩膜构成眼球壁的最外层，即眼球外膜。角膜在眼球的最前方，无色透明，外界光线可经角膜折射而进入眼球。巩膜连在角膜之后，乳白色，厚且坚韧，能保护眼球。眼球壁的中间层即为眼球中膜。虹膜在眼球中膜的最前方，位于角膜之后，虹膜所含色素是眼球的颜色。虹膜中央有瞳孔，瞳孔周围有两种平滑肌，可缩小或扩大瞳孔。环境光线强弱不同时，瞳孔改变大小。眼球壁的最内层为视网膜，视网膜上有视觉感受器即视细胞，视细胞能把进入眼的光波转换为神经信号，由视神经传到大脑，产生视觉。眼球内容物由前向后依次为房水、晶状体和玻璃体。房水，无色透明，为角膜和晶状体提供营养，并能稳定正常的眼压。晶状体位于虹膜的后方，为双面隆凸透镜状，无色透明。因本身极具弹性，在视近物或视远物时，晶状体的曲度都可以调节改变，从而使入眼的光线聚焦落在视网膜上。玻璃体居于晶状体和视网膜之间，无色透明，胶状物，起支撑视网膜的作用。房水、晶状体、玻璃体均为无色透明，光线可透过三者。

近视发生的原因是眼球前后径过长，入眼的光线落在视网膜之前聚焦，可采用凹透镜进行视力矫正。远视发生的原因是眼球前后径过短，入眼的光线落在视网膜之后聚焦，可采用凸透镜进行视力矫正。散视发生的原因是眼球的经纬度不一致，入眼的光线没有落在视网膜的一个点上聚焦，可采用圆柱镜进行矫正。老视发生的原因是老年人的晶状体自身调节曲度的能力下降，俗称老花眼。

（二）前庭蜗器

前庭蜗器俗称为耳，分外耳、中耳和内耳三部分。

外耳由外向内依次为耳郭、外耳道和鼓膜。耳郭居于头的左右两侧，耳郭下部的下垂处为耳垂，因其皮下组织少，血管表浅，常选为采血的部位。耳郭中央向内有一长约2.5 cm的弯曲管道，即为外耳道，其底部为鼓膜。外耳道的皮肤内有皮脂腺，其分泌物为耵聍，耵聍可黏附灰尘、异物，保护外耳道的皮肤，俗称耳屎。中耳在鼓膜和内耳之间，是一些相互连通的小腔隙，主要的小腔为鼓室。鼓室外侧壁被鼓膜封闭，鼓室内有三块相连的听小骨。内耳由内外套叠的2层复杂且不规则的管道构成：外层管道是骨性成分，称为骨迷路；内层管道是膜性成分，称为膜迷路。外层管道和内层管道都充满淋巴液，分别称为外淋巴和内淋巴。声波经过外耳道引起鼓膜的振动，之后振动经听小骨传至内耳，先引起外淋巴振动，再引起内淋巴振动，膜迷路上的听觉感受器可以感受淋巴振动转换为神经信号，由神经传入大脑，产生听觉。

九、神经系统的基本结构与功能

神经系统按位置不同分中枢和周围两部分。属于中枢神经系统的器官是脑和脊髓。脊髓和脑相连，居于椎管。脑居于颅腔，可分为端脑、小脑、间脑、中脑、脑桥、延髓六个部分。端脑也叫大脑，分左半球、右半球。大脑的表层为大脑皮质，大脑皮质是人体各种活动感觉的最高中枢，也是人类产生意识思维的结构基础。周围神经系统指的是脑神经和脊神经自主神经。与脑相连的12对神经为脑神经，与脊髓相连的31对神经为脊神经。

神经系统能精细、快速地调控机体的生命活动。在物种进化的漫长过程中，人体的神经系统尤其是大脑皮质进化突出，使人体不仅能够适应环境、认识世界，而且能够有意识地改造世界。

十、血液、血型

血液包括液态的血浆和固态的血细胞。血浆为淡黄色、透明的晶体物质液体，也是血细胞的直接生存环境。血细胞包括红细胞、白细胞、血小板三类。产生血细胞的位置是红骨髓。红细胞的主要功能是运输氧气和二氧化碳。白细胞的主要功能是防御和免疫。血小板的功能主要有两个：一个功能是进行生理性止血，这是机体一种重要的自身保护机制；另一个功能是参与血液凝固的过程。

血型是指红细胞膜上不同的特异性抗原类型。临床常用血型系统为ABO血型系统，还有一种是Rh血型系统。就Rh血型系统而言，在红细胞膜上含有D抗原的为Rh阳性，没有D抗原的为Rh阴性。

表2-2　ABO血型系统

血型	A抗原	B抗原	抗A抗体	抗B抗体
A型	有	无	无	有
B型	无	有	有	无
AB型	有	有	无	无
O型	无	无	有	有

第二节　大学生身体生长发育特征

一、运动系统发育特征

大学生阶段处在生长的高峰期，随着年龄的增长，骨不断增长、增粗，以四肢骨最为明显。一般四肢骨骨化在18～20岁完成，全部骨化完成，身高即停止增长。男生较女生体格粗壮，男生肌肉占体重的40%～50%，女生肌肉占体重的32%～39%。大学生进行体育锻炼，可强健骨骼肌，进行户外运动，可促进钙的吸收。

二、内脏器官发育特征

大学生阶段，消化系统器官已处于成熟期，也处于消化吸收的高峰期，消化能力强，需要在生活中注意形成良好的饮食习惯，保持消化器官的正常功能。

大学生阶段，呼吸系统器官功能已达成人水平。正常大学生的呼吸频率为

16～20次/分。运动时、情绪激动时、气温升高时，呼吸频率会加快。一次尽力吸气后所能呼出的最大气体量称为肺活量，这是测定肺功能的常用指标之一。大学生阶段，正常男生的肺活量平均值为3500 mL，正常女生的肺活量平均值为2500 mL。

大学生阶段，泌尿系统功能已发育完善，膀胱容量大，贮尿功能强，对排尿约束能力强。因具有短、宽、直的结构特点，且尿道口邻近阴道口和肛门，女性尿道容易从下往上发生尿路感染。

大学生阶段，男生表现出肌肉壮、喉结突、声音沉、胡须长、汗毛重等第二性征特点；女生表现出皮肤细、骨盆宽、乳房隆起、声调高细等第二性征特点。另外，女生有规律性的月经现象。

三、心脏功能发育特征

大学生阶段，心脏的外形和质量已接近成人。青春期后期，男生收缩压升高，脉压增大，女生心率较快。所以兴奋时，男生收缩压易出现偏高，女生多为心动过速。运动锻炼可使心肌收缩力加强，促进血液循环，增强心肌的功能。

四、大学生思维记忆发育特征

大学生阶段的智力水平达到人生的高峰期。大学生阶段的逻辑思维能力明显提高，能够较全面地观察事物、综合分析事物，并具有概括能力、推理能力；大学生阶段的观察力明显增强，对于事物的认识不限于表象，能够较深入地认识事物间内在的、本质的联系；大学生阶段的想象力明显增强，伴随知识的积累，想象可达到一定的深度和广度；大学生阶段的记忆力也处于人生的高峰期，存储记忆的容量大，理解记忆的能力强。

课后练习

1.案例分析

小李，女，大学三年级，平时除了学习之外，还兼任班干部、团干部，每天需要处理各项工作任务。小李学习、工作认真，却时常忽视自己的饮食，三个月来常出现胃痛、呕吐、胃胀、泛酸等症状，到医院就诊，医生给小李插管做胃镜检查，最后诊断为胃溃疡。

（1）做胃镜检查，插管依次会经过哪些解剖结构？插管时需要注意哪些部位？

（2）结合小李的情况，请谈谈大学生学习人体基本结构和功能的意义。

2. 实验活动

为发扬大学生奉献精神，展现大学生高尚品格，倡导大学生关爱社会，每年学校都会举行“献血车进校园”活动。你知道自己是什么血型吗？

（1）学生分小组进行血型鉴定实验。

（2）各小组依次汇报对无偿献血的认识，进行组间评价。

（3）教师点评，肯定优点，指出不足。

第三章　生活方式与健康

◆**情景导入**

李某，女，21岁，平时不喜欢运动，比较挑食，尤其不喜欢吃牛肉、猪肝等食物。近日常感头晕、乏力而入院，经检查血红蛋白78 g/L。住院后不习惯医院病房环境，焦虑不安，晚上入睡困难。李某感觉睡眠质量差，日间困倦，精神不振。

工作任务：

1.分析李某困倦、精神不振的原因。

2.为李某制订一份促进健康的计划。

世界卫生组织（WHO）指出，影响人们健康的主要因素是行为与生活方式，这种行为与方式是人们为了生存和发展，在相关文化、社会规范、经济和家庭的影响下形成的一种生活意识和习惯的统称。有关研究表明，合理的营养、适当的锻炼、规律的睡眠等可以使人处于一种良好的健康状态。对个体而言，所谓的健康，不仅仅是指躯体、心理健康，还包括良好的社会适应能力和道德健康。

第一节　饮食与健康

一、营养学基础知识

人体通过合理饮食达到营养均衡和维持机体健康的功能。机体一般所需的七大营养素包括脂肪、碳水化合物和蛋白质三种被称为“热能营养素”的物质，还包括矿物质、维生素、微量元素和水四种物质。人体对热量的需要同时可受多种因素的影响，如年龄、性别和体力劳动等。

（一）碳水化合物

1.概述

碳水化合物必须从植物当中获取，通过肠道消化吸收，最终被水解为单糖。

2.营养学意义

①机体的能量（60%）主要由碳水化合物供给，其最终产物是水和二氧化碳。

②碳水化合物向中枢神经系统提供能量，促进脑细胞代谢和脑组织发育。

③碳水化合物是组成机体的重要物质，还参与遗传物质的建构。

④机体摄入充足的碳水化合物可以避免蛋白质的消耗并维持血糖在正常范围内，还可以避免机体产生过量的酮体。

3.来源与参考摄入量

谷类、薯类、根茎类蔬菜等植物性食物是碳水化合物的主要来源，研究表明，膳食中碳水化合物占总能量的比例大于80%或小于40%都是对健康不利的。

（二）蛋白质

1.概述

组成人体蛋白质的氨基酸有必需氨基酸和非必需氨基酸共20种，必须从食物当中获取的9种氨基酸为必需氨基酸，其余可在体内合成的氨基酸称为非必需氨基酸。

2.营养学意义

①蛋白质的形式多样，不同的结构发挥不同的功能。如血红蛋白携带氧气；血浆蛋白输送营养物质；抗体具有免疫功能；在代谢过程中，酶起催化作用，而激素起调节作用。

②蛋白质维持机体的生命活动，如果蛋白质摄入不足或其他原因导致分解过多，机体会出现严重的营养不良。

3.来源与参考摄入量

一般推荐含量丰富且质量高的动物蛋白质，其次是含蛋白较高的豆类及豆制品。不同人群推荐蛋白质的摄入量有所不同，孕妇、儿童、乳母可酌情增加摄入量。

（三）脂类

1.概述

脂类是脂肪和类脂的总称，其共同特点是溶于有机溶剂而难溶于水。一般饮食中的脂肪在肠道中被消化成乳糜微粒而吸收。

2.营养学意义

①脂肪储存在脂肪组织内，在机体需要时供给机体最高能量满足机体代谢。

②类脂构成组织细胞，而皮下脂肪调节机体体温，保护组织脏器。

③通过食物提供必需脂肪酸，而必需脂肪酸对机体的生理功能起重要作用，如维持视力，参与精子、前列腺素和细胞膜磷脂的形成等。

④通过食用油脂满足脂溶性维生素的吸收，若长时间脂肪吸收不良，会出现脂溶性维生素缺乏。

⑤抑制肠蠕动，延缓胃的排空。

3.来源与参考摄入量

机体的脂类主要来源于动、植物性食物，流行病学显示人体摄入脂肪过量会引发乳腺癌、肥胖及相关的心血管疾病。我国营养学会推荐每日的总能量中，脂肪应占20%～30%，为保证重体力劳动者的能量供应，其膳食中可适当增加脂肪含量，避免进食量过大。

（四）水

1.概述

水是人类赖以维持最基本生命活动的物质。与无食物摄入比较，没有水，任何生物均不能生存。

2.水的生理功能

①水作为载体，维持机体的生理功能和新陈代谢。

②润滑机体局部组织器官，通过分解代谢和蒸发散热调节体温。

3.水的种类

常见的水的种类有普通饮用水、蒸馏水、矿泉水、纯净水、去离子水、活性水和氟化水。

4.水的需要量

水的摄入受年龄、膳食、活动情况、外界温度及机体健康状况等多种因素的影响。摄入水的来源主要包括以下几个方面，在正常情况下，摄入与排出水量维持平衡状态。见表3-1。

表3-1　成人每日水的摄入量与排出量

摄入量/mL		排出量/mL	
食物	1000	呼吸	350
饮水或饮料	1200	皮肤	500
代谢水	300	粪便	150
		尿	1500
总量	2500		2500

机体通过调节机制自动维持水的平衡，但在病理状态下调节机制失衡，就会出现脱水或水肿现象。

（五）膳食纤维

1.概述

膳食纤维对人体的健康有着重要的意义，一般指食物当中不能被人体消化吸收的部分。其形式多样，如树胶、木质素、半纤维素、果胶等，成分多为低聚糖。

2.营养学意义

因膳食纤维不能被人体消化和利用，则直接进入大肠吸收水分并膨胀，刺激肠道蠕动，可以有效预防便秘和其他肠道疾病。流行病学研究显示，饮食中的高纤维素可以降低肠癌、胰腺癌等多种癌症的发病率，还可预防心血管等疾病的发生。

3.来源与参考摄入量

植物性食物是膳食纤维的主要来源，分为不可溶性膳食纤维和可溶性膳食纤维。有习惯性便秘的人群推荐高能量膳食纤维食物。

二、平衡膳食与健康

研究平衡膳食是为了促进全人类健康水平的提高，而除母乳以外，自然界任何食物所含营养素种类、比例不均衡，所以通过人为因素从多种食物中进行调配，确保膳食平衡，可达到平衡膳食促进健康的目标。

（一）膳食结构

膳食结构受人文环境、知识水平、经济条件等多方面因素的限制。营养比例比较合理的是动、植物食物平衡的膳食结构；微量元素摄入不足的是植物性食物为主的膳食结构；营养供给过剩的是动物性食物为主的膳食结构；对心血管疾病患者有益的是地中海膳食结构。

（二）平衡膳食的基本要求

第一，平衡膳食能够满足机体的正常代谢和消耗所需，促进机体健康。

第二，平衡膳食所含各种营养素的搭配比例合适。

第三，平衡膳食符合中华人民共和国食品卫生安全标准。

第四，膳食加工和烹饪方法恰当，确保膳食营养素的最大保存，外观性状良好。

第五，培养人们良好的饮食习惯，确保摄入食物的充分消化和吸收。

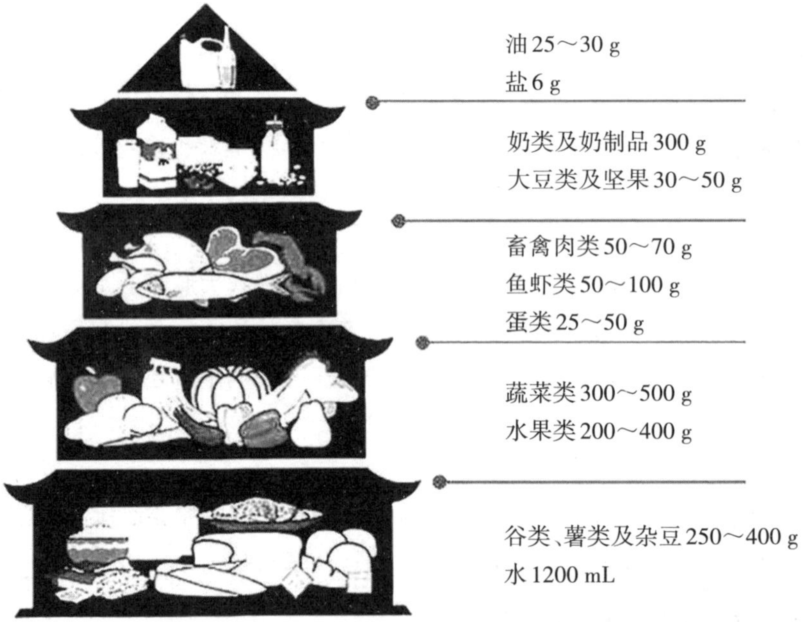

图 3-1　中国居民平衡膳食宝塔

（来源　张爱珍.临床营养学[M].
北京:人民卫生出版社,2006:31.）

你知道吗？

蛋白质-能量营养不良症小知识

蛋白质-能量营养不良症是膳食摄入不能满足人体对蛋白质和（或）能量的要求以维持正常生理功能而发生的一组临床症状。其发生与人群的生活水平、居住环境、生活不良习惯及不良心理状态等有密切的关系。也与某些慢性疾病因摄取蛋白质、能量不足而对其需要量或耗损增加有关。前者为原发性，后者为继发性。临床上根据营养不良的程度及缺少营养素不同又分为消瘦症、蛋白质营养不良综合征及混合型。其发生主要是膳食摄入量不能适应人体的生理与病理需求而导致的蛋白质、能量的代谢紊乱。营养治疗的关键是在早期诊断的基础上采用有效的治疗，应根据不同类型选择适当的营养素补充途径，尽快纠正营养素的失衡给人体造成的损害。

三、特殊人群膳食指南

（一）婴幼儿的营养

0～3岁的婴幼儿是生长发育的关键时期，所以其营养状况的好坏是非常重要的。

1. 营养问题

由于婴幼儿的消化器官、功能及神经系统的调节功能发育尚不完善，但又必须摄入相对比成人更多的营养素才能满足快速生长发育的需要。婴幼儿时期常见的营养问题主要有以下几种：由于疾病或者食物当中的蛋白质摄入不足出现蛋白质-能量营养不良；在出生五个月后，由于食用的母乳或者牛乳中含铁量不足，出现缺铁性贫血；在出生3～18个月后，由于维生素D缺乏导致佝偻病。

2. 婴儿的合理营养

母乳喂养是最佳选择，有利于婴儿的健康。因为母乳营养丰富，含有各种增强婴儿抵抗力的生物活性物质，且所含钙磷比例适宜。在整个母乳喂养的过程中，既有利于母子情感交流，又有利于产妇的康复，母乳喂养还可缓解家庭的经济压力。但在特殊情况下可选择羊乳、牛乳或者配方奶粉替代母乳。

4～6个月后的婴儿除母乳喂养外，应及时添加辅助食品确保婴儿的生长发育。按照由少到多、由稀到稠、由液体到固体、由一种到多种的原则添加辅食，具体见表3-2。

表3-2 婴儿辅助食品添加

添加时间	食物种类
2～4周	少量维生素D
5～6周	果汁、菜汁
3～4月	蛋黄、肉末、肝泥
5～6月	粥、乳儿糕(半流质)
6～8月	可咀嚼软食
周岁	馄饨、饺子

3.幼儿的合理营养

幼儿期是饮食习惯形成的关键期，由于幼儿的消化系统能力较差，所以饮食内容物应量少质优、易消化。为幼儿创建愉快的进食环境，避免其偏食、挑食等不良饮食习惯的建立。

（二）儿童的营养

儿童一般分为两个阶段，3～6岁为学龄前儿童，7～12岁为学龄儿童。7～12岁，该期生长发育不如婴幼儿旺盛，但仍处于快速发育的过程，活动能力加强，智力发育迅速，是逐渐形成个性和培养良好习惯、品德的重要时期，应注意以下问题：

儿童的早餐质量若不能保证，会在课堂上出现头晕、心慌及注意力不集中等低血糖症状，严重影响学习效果；或者由于家长的溺爱，养成饮食不节制、偏食等不良习惯，容易出现肥胖或营养素摄入比例失调等问题。

饮食荤素、粗细搭配合理，三餐比例适中，确保钙、铁和优质蛋白质的摄入。提倡儿童在学校进食统一的营养均衡的标准午餐，不仅可以纠正其不良饮食习惯，还可以培养其集体服从意识。学校应适当增加儿童户外运动的时间，以保证其能量的摄入和消耗平衡。

（三）青少年的营养

青春期是青少年生长发育的第2个高峰期，若该期营养供给不足，会严重影响青少年的身心发育。然而，超重和肥胖症是当今社会青少年的主要公共卫生问题。

青少年的合理营养应由丰富的膳食保证，尤其是维生素C和膳食纤维的摄入要有保证；不能盲目节食或过多饮用碳酸饮料、食用巧克力及油炸食品；应增加体育锻炼，预防肥胖；应向青少年大力宣传营养知识，帮助其形成健康的饮食习惯。

你知道吗？

《中华人民共和国食品安全法》

《中华人民共和国食品安全法》是为保证食品安全、保障公众身体健康和生命安全制定的食品安全标准，现行《中华人民共和国食品安全法》于2021年4月29日第二次修正。根据第二十四条制定食品安全标准，应当以保障公众身体健康为宗旨，做到科学合理、安全可靠。

保健食品亦称功能性食品，它具有调节人体功能的作用，但不以治疗疾病为目的，适于特定人群食用，并且是对人体不产生任何急性、亚急性或者慢性危害的食品。

根据《中华人民共和国食品安全法》第二十六条，食品安全标准应当包括下列内容：

1.食品、食品添加剂、食品相关产品中的致病性微生物，农药残留、兽药残留、生物毒素、重金属等污染物质以及其他危害人体健康物质的限量规定。

2.食品添加剂的品种、使用范围、用量。

3.专供婴幼儿和其他特定人群的主、辅食品的营养成分要求。

4. 对与卫生、营养等食品安全要求有关的标签、标志、说明书的要求。

5. 食品生产经营过程的卫生要求。

6. 与食品安全有关的质量要求。

7. 与食品安全有关的食品检验方法与规程。

8. 其他需要制定为食品安全标准的内容。

食品安全国家标准应当经国务院卫生行政部门组织的食品安全国家标准审评委员会审查通过。食品安全国家标准审评委员会由医学、农业、食品、营养、生物、环境等方面的专家以及国务院有关部门、食品行业协会、消费者协会的代表组成，对食品安全国家标准草案的科学性和实用性等进行审查。

第二节　运动与健康

一、基本概念

（一）体育锻炼

体育锻炼是运用各种体育手段，结合阳光、空气、水等自然力和卫生措施，以发展身体、增进健康、增强体质、娱乐身心为目的的身体活动过程，是大学生的主要体力活动形式。体育锻炼是促进大学生身心健康的重要因素。

（二）健康

人体健康的概念有着丰富的内涵，传统医学认为身体健康就是无病，把生物因素认为是疾病的唯一原因。而现代健康观主要从人的身体形态、生理功能、运动素质、躯体健康、一般能力、个性心理结构、社会适应性和道德水平、营养状况等八个方面定义健康。其中，运动素质指机体的各种整体运动能力，包括速度、耐力、力量、灵敏度、柔韧性等素质。常用50米跑、800米跑、1000米跑、引体向上、仰卧起坐、反复横跳、立位体前屈等作为测定指标。

二、体力活动与健康

常言道，“生命在于运动，运动创造活力，活力成就财富”，这是有科学依据的。通过合理运动，不仅可以改善人的血压和心、肺功能，而且可以强筋健骨，使人的形态更美。适当的运动还可缓解机体的疲劳，有益于心理健康。

（一）人体运动的四个阶段

适当的有氧运动可以调节人的情绪，改善机体的血液循环，促进新陈代谢，增强肌肉骨骼的力量和韧性。那么，运动对人为什么会有这些益处呢？从整个运动过程来说，机体的活动可分为四个阶段，见图3-2。

工作阶段 →	恢复阶段 →	超量恢复阶段 →	复原阶段
由于机体组织内能量物质被大量消耗，各个器官系统的功能慢慢下降，工作能力降低。故此阶段会产生疲劳、乏力感。	由于能量物质被消耗，机体会调动补充机制运行。这时器官的工作能力会逐渐恢复，接近工作前的状况。	运动负荷造成了机体分解作用加强，刺激了合成代谢的增加，这样才能源源不断地补充能耗物质。通过进食补充营养，能源储备水平和运动能力会达到甚至超过运动前的水平。	为人体运动后的状态。如果这时满足现状，停止锻炼的话，机体就会复原到原来的状态，运动效果也会随之消失。

图3-2　运动的阶段

（二）运动可提高心、肺功能

心脏是人体的动力源，在机体运动时供给充足的氧气和营养物质。研究表明，长期运动的人，心脏搏动有力且心输出量较多，可延迟心脏衰老10～15年，所以运动有利于心功能的增强。

成人在安静状态下，呼吸频率为16～20次/分，通气量为6～8 L/min；但在剧烈运动后，呼吸频率加快至40～50次/分，通气量高达70～120 L/min。为了满足运动过程中肌肉对氧的需求，呼吸肌力量和胸廓活动度增强，肺泡弹性提升，极大地锻炼了整个呼吸系统。

（三）运动促进心理健康

长期坚持运动的人需要克服各种主、客观因素，在坚持运动的整个过程中培养起来的坚强意志，可帮助人们应对生活和学习过程的各种困难，建立良好的人际关系，从而促进心理健康。

三、体力活动推荐量

你知道吗？

人体每天所需的运动量

适当的体力活动会使人感觉良好。预防疾病的体力活动最小量是每天30分钟。对于那些可以测量能量消耗的人来说，每天以消耗6280 kJ（1500 kcal）为宜。然而，没有热量消耗计量的活动也对健康有益。其测量方法很简单，就是每天进行超过半小时的体力活动或体育锻炼。这意味着早上走两站公共汽车的路程（20分钟），回家路上再走10分钟。或者用20分钟打扫屋子，骑10分钟自行车。或者同你的兄弟姐妹、朋友、孩子打30分钟的篮球或跳30分钟的舞……如果你要改变运动强度，可以每天增加一些活动时间或者逐渐地加快走路步伐或提高其他活动的速度。记住半小时的活动时间仅仅是推荐的最小运动量。当然，花在运动上的时间越多，对健康的好处也越多。

每人每天究竟运动多少才算是合适的运动量？可以按照以下方法简单测试，见表3-3。

表3-3　个人运动测量法

运动类型	计分
睡眠	0.85分/时
静止活动	1.5分/时
缓慢散步	3分/时
快步走	5分/时

续表3-3

运动类型	计分
户外慢跑	6分/时
快跑	7分/时
游泳、滑冰	8分/时
球类运动和田径运动	9分/时
体操、跳舞	3分/时
家务劳动	5分/时
骑自行车	4分/时

一天的各项活动结束后，若总分＜45分，表明运动量需要提高；若总分＞45分，说明运动量需要减少。

四、体能训练应健康

随着生活水平的提高，人们对自己的健康需求也越来越高，已经认识到运动锻炼的重要性，但是如果锻炼方法不当，则会影响健康。

（一）空腹晨练对身体无益

在空腹状态下进行晨练会出现头晕、恶心等低血糖现象，可在锻炼前吃一些易消化、无刺激的食物。为获得最大的锻炼效果，可选择在精神压力最小的时候进行锻炼。

（二）感冒时急于运动不可取

生病状态下需要停止锻炼，否则不利于身体的康复。如果患上呼吸道感染，要等感冒痊愈后方可恢复正常锻炼。

（三）跑步不当也会产生运动性损伤

跑步运动虽然动作简单，但如果运动不当同样会产生损伤，达不到健身的目的。

（四）常见损伤

常见损伤分类见表3-4。

表3-4　常见损伤分类

肚子痛	若在正式运动前未进行准备活动或准备不充分，因为心脏惰性不能适应运动负荷，易引起呼吸肌紊乱而“岔气”。或是饭后、饮水后，使肠系膜受到过分牵拉。
肌肉酸痛	肌肉酸痛属于运动过程中的正常生理现象，肌肉收缩产生能量的同时，肌肉内发生一系列变化，如三磷腺苷、磷酸肌酸、糖原分解放能，若强度过大，血液循环跟不上，氧气供应不足，乳酸堆积，刺激了神经系统，则会引起疼痛。
肌肉痉挛	肌肉痉挛是一种强直性肌肉收缩不能缓解放松的现象，冬季多发。天冷、未进行准备活动、小腿肌肉受到冷的刺激等，均会引起肌肉痉挛。
胸痛	走跑运动中呼吸不均，没有用鼻呼吸导致冷气吸入肺，肺血管收缩，血液循环不畅，或长时间挺胸跑，胸部持续紧张均会引起胸痛。
跟腱炎	跟腱炎是指跟腱背侧深筋膜和腱组织之间的滑膜层及其结缔组织损伤，造成血液循环障碍，导致腱围及腱组织的损伤炎症。运动场地不平或地面太硬，都会造成跟腱炎。扁平足、足弓过高、后群肌肌力不足也是跟腱炎的主要原因。
足底筋膜炎	足底筋膜是一种坚韧及低延展性的纤维组织，维持足弓的正常弯度。足底筋膜炎患者通常在早上起床或久坐后起来步行时疼痛最为剧烈，行走一段时间后疼痛会减轻，因此，很多人会忽略该症状而继续跑步导致病情恶化。扁平足和小腿肌痉挛会加重足底筋膜炎。

第三节　睡眠与健康

一、睡眠

睡眠是最重要、最自然的一种休息形式，是人类的基本生理需要。通过睡眠，不仅可以使人的精力和体力得以恢复，保持良好的觉醒状态，从而提高工作和学习的效率，而且对于维持健康，尤其是促进疾病的治愈具有十分重要的意义。

（一）睡眠的发生机制

睡眠由睡眠中枢控制。目前认为睡眠中枢位于脑干尾端，向上传导冲动作用于大脑皮质（或称上行抑制系统），与控制觉醒状态的脑干网状结构上行激动系统的作用相拮抗，从而调节睡眠与觉醒的相互转化。

（二）睡眠的生理特点

睡眠是一种周期现象，是循环发生的，一般每天一个周期。睡眠时，视、听、嗅、触等感觉功能暂时减退，骨骼肌反射运动和肌张力减弱，同时伴有一系列自主神经功能的改变，如血压下降，心率、呼吸减慢，代谢率降低，唾液分泌减少，胃液分泌增多，发汗增强等。

你知道吗?

何谓睡眠时相?

根据睡眠发展过程中脑电波变化和机体活动功能的表现，将睡眠分为慢波睡眠和快波睡眠两个时相。慢波睡眠，又称正相睡眠或非快速动眼睡眠（NREM），脑电图呈现同步化慢波的时相；快波睡眠，又称异相睡眠或快速动眼睡眠（REM），脑电图呈现去同步化快波的时相。睡眠过程中两个时相互相交替进行。

1.慢波睡眠

慢波睡眠为正常人所必需，其特点是脑的耗氧量不变时，机体的耗氧量下降。同时，腺垂体分泌生长激素明显增多。因此，慢波睡眠有利于促进生长和体力恢复。慢波睡眠分为以下四个时期：

（1）入睡期（Ⅰ期）

此期为清醒与睡眠之间的过渡期，是所有睡眠时相中睡得最浅的一期，只维持几分钟，很容易被唤醒。在这一期，生理活动开始降低，生命体征与新陈代谢逐渐变慢。

（2）浅睡期（Ⅱ期）

此期睡眠程度逐渐加深，但仍易被唤醒。身体活动功能继续变慢，肌肉逐渐放松。此期持续10～20 min。

（3）熟睡期（Ⅲ期）

此期肌肉完全放松，生命体征数值下降，身体很少移动，很难被唤醒。此期持续15～30 min。

（4）深睡期（Ⅳ期）

此期身体完全松弛且无法移动，极难被唤醒，基础代谢率进一步下降，腺垂体分泌大量生长激素，人体受损组织愈合加快，蛋白质的分解减少，可能发生遗尿和梦游。此期持续15～30 min。

2.快波睡眠

此期的睡眠特点是眼球转动很快，脑电波活跃，与觉醒时不易区分。与慢波睡眠相比，各种感觉进一步减退，唤醒阈值提高，骨骼肌反射运动和肌肉紧张度进一步减弱，肌肉几乎完全松弛，可有间断阵发性表现，如眼球快速运动、部分躯体抽动、血压升高、心率加快、呼吸加快且不规则等。快波睡眠也为正常人所必需，在快波睡眠中，脑的耗氧量增加，脑血流量增多且脑内蛋白质合成加快，故认为快波睡眠与幼儿神经系统的成熟有密切关系，有利于建立新的突触联系，能够促进学习记忆和精力恢复。快波睡眠对精神和情绪上的平衡最为重要，此期的梦境都是生动的，充满感情色彩，让人们面对内心深处的事情和感受，消除意识中令人忧虑的事情。某些疾病容易在夜间发作，如心绞痛、哮喘、阻塞性肺气肿等，可能与快波睡眠出现的间断阵发性表现有关。

总之，睡眠时相对人体具有特殊的意义。慢波睡眠有利于个体体力的恢复，快波睡眠则有利于个体精力的恢复。

（三）睡眠周期

在正常状况下，睡眠周期是慢波睡眠与快波睡眠不断重复的形态。每个睡眠周期都含有60～120 min不等的、有顺序的睡眠时相，平均时间为90 min。在成人每次6～8 h的睡眠中，平均包含4～6个睡眠时相周期（图3-3）。

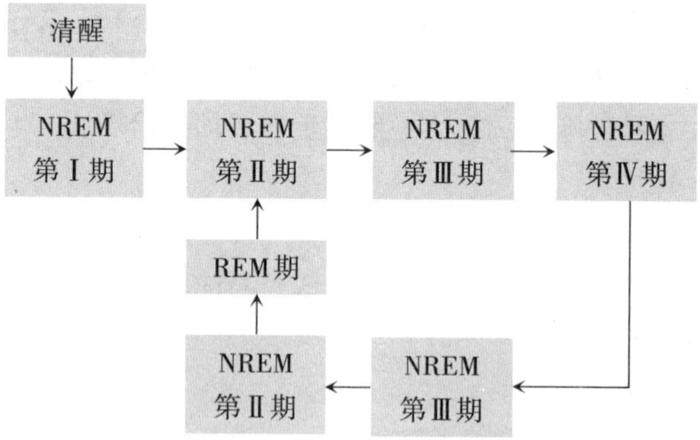

图3-3 睡眠时相周期

（来源 周春美，陈焕芬.基础护理技术[M].北京：人民卫生出版社，2019：57.）

二、常见睡眠障碍的类型

（一）失眠

个体主观上感觉入睡困难或维持睡眠障碍，表现为易醒、早睡和再入睡困难，甚至彻夜不眠等情况，导致睡眠的时间和深度不足，影响个体的日常工作、生活和学习质量。随着医学的发展，对失眠的认识不断完善，认为饮食不节、情志失常、劳倦、疾病和年龄等因素与失眠有关。中医学认为天人合一，自然界的阴阳变化和人体内的阴阳变化相互影响和作用。故失眠的病因虽多，从中医学角度来看，其主要病机为心、胆、脾、肾的阴阳失调，即阴虚不能纳阳，阳盛不能入于阴，以致心神失养或心神不安。

（二）发作性睡眠

发作性睡眠指入睡不受个人控制，患者可由清醒状态直接转入睡眠，睡眠过程中易被唤醒。每日发作数次，每次约10 min。约有四分之一的患者在睡眠发作时会出现幻听和幻视。患者发病时易被不了解的人误解为偷懒或者逃避责任。

（三）睡眠过度

睡眠过度主要表现为睡眠过多，可持续几小时到几天，难以唤醒。多见于各种脑部疾病，如脑外伤、脑血管病变、脑瘤等，也可见于糖尿病、镇静剂过量等，还可见于严重的忧郁、焦虑等心理疾病。有些患者通过睡眠逃避日常生活的紧张和压力。

（四）睡眠呼吸暂停

睡眠呼吸暂停是以睡眠中呼吸反复停顿为特征的一组综合征，每次停顿时间≥10 s，通常每小时停顿次数>20次，临床上表现为时醒时睡，并伴有动脉血氧饱和度降低、低氧血症、高血压及肺动脉高压。睡眠呼吸暂停可分为中枢性呼吸暂停和阻塞性呼吸暂停两种类型。中枢性呼吸暂停是由于中枢神经系统功能不良造成的，常见于颅脑损伤、药物中毒等。阻塞性呼吸暂停常发生在频繁用力打鼾或喘息之后，由上呼吸道阻塞病变引起。打鼾在肥胖者中更为多见，为正常人的3倍，因脂肪堆积在咽部、舌根部而阻塞气道。

（五）梦游症

梦游症主要表现为入睡后突然从床上爬起或下地走动，甚至到室外活动。一般会随年龄增加症状消失，多由神经系统成熟延缓所导致。

三、睡眠与健康

充足的睡眠是获得良好休息最基本的前提条件，西药是治疗失眠的常规方法。常用药物有苯二氮䓬类药物和非苯二氮䓬类药物，如吡咯环酮类药物、吡唑嘧啶类药物、γ-氨基丁酸受体激动药及其再摄取抑制药。还有细胞因子、抗焦虑药、抗抑郁药和其他有助于睡眠的激素类药物。口服西药治疗失眠效果虽显著，但频繁使用会使人对药物产生依赖性和耐受性，甚至记忆力受损，停药会出现戒断综合征。上述不良反应会影响个体的工作、学习和社交活动，特别是对特殊行业的人员会危及其生命安全。中医以引阳入阴、平衡阴阳为主要治疗原则，中西医结合的探索和创新为失眠的综合干预提供了依据，且取得了较好的临床疗效。

（一）影响睡眠的因素

1.生理因素

年老者与年幼者相比，睡眠时间相对减少；女性通常会在行经前出现困倦、嗜睡等不适症状；个体如果长时间作息不规律，会出现睡眠形态紊乱，约需3～5 d调整才能适应正常作息；个体过度劳累则不易入睡。

2.病理因素

因疾病导致个体出现的各种不适，会影响睡眠的正常形态。

3.情境因素

睡眠环境发生改变，心情沉重、精神紧张，个人入睡前习惯被改变等，均会影响睡眠。

4.食物因素

饮用浓茶、咖啡等富含咖啡因的食物会使人神经兴奋，难以入睡；相反，多摄入富含L-色氨酸的豆制品等食物会促进睡眠；睡眠禁忌大量饮酒。

（二）促进睡眠的措施

一是避免入睡前摄入过多的液体或过多的食物。

二是采取沐浴或泡脚、阅读书报、听广播和轻音乐等方式促进睡眠。

三是结合自身情况，坚持规律、适度的体育锻炼。

四是睡眠障碍者应主动寻求睡眠科专业人员的指导和帮助。

你知道吗？

睡眠障碍都有哪些影响？

睡眠障碍的危害不容忽视，主要表现为白天功能缺损，影响正常工作和生活。可出现情绪紊乱、精神衰弱，严重者出现心理障碍、轻生自杀；还可导致免疫功能失调，诱发或加重心脏疾病、高血压、糖尿病等。慢性睡眠障碍不仅会影响自身，而且对其家人、朋友、工作伙伴均会造成不利影响。对慢性睡眠障碍患者而言，共患疾病如抑郁、焦虑、慢性疼痛和物质依赖都十分常见。先前的观点认为失眠是各类精神障碍和躯体疾病的后果，但是最近10年越来越多的证据显示，失眠是多种精神障碍和躯体疾病的危险因素。睡眠障碍和抑郁、焦虑障碍之间存在双向促进、形成恶性循环的风险。有报道称，慢性睡眠障碍患者的精神活性物质使用率和自杀率显著高于正常人群。睡眠障碍可造成一定的社会资源消耗。它不仅产生医疗费、护理费等，导致医疗保健直接支付费用的增加，而且由于它引起工作绩效下降、误工等，也会导致社会经济的损失。

第四节　个人卫生与健康

一、口部卫生

良好的口腔卫生是确保个体舒适健康的重要保证。牙刷的刷毛一般选用大小合适、软硬适中、表面光滑的刷毛。根据个人需要选择美白、脱敏防蛀或含氟等不具有腐蚀性的牙膏。牙膏不宜固定品牌，应轮换使用，牙刷一般应至少3个月更换一次。常见的刷牙方法见表3-5。

表3-5　常见刷牙的方法

方　法	步　骤
颤动法	将牙刷毛面轻放于牙齿及牙龈沟上，刷毛与牙齿成45°角，以快速环形来回颤动刷洗，每次刷2～3颗牙齿，刷完一个部位后再刷相邻部位。前排牙齿的内侧面可用牙刷毛面的顶端震颤刷洗；刷洗上下咬合面时，刷毛与牙齿平行来回刷洗；刷完牙齿后再刷舌面。见图3-4。
竖刷法	将牙刷毛末端置于牙冠与牙龈交界处，沿牙齿方向轻微加压并顺牙缝纵向刷洗。牙齿的外侧面、内侧面及上下咬合面都应刷洗干净。舌面由里向外刷洗。
巴氏刷牙法	将牙刷毛面轻放于牙齿及牙龈沟上，刷毛与牙齿成45°角，轻微加压，使刷毛部分进入龈沟，部分置于龈缘上。以2～3颗牙为一组，以短距离（约2 mm）水平颤动牙刷4～6次；然后将牙刷向牙冠方向转动，轻刷唇舌（腭）面。每次刷牙时间不少于3 min。

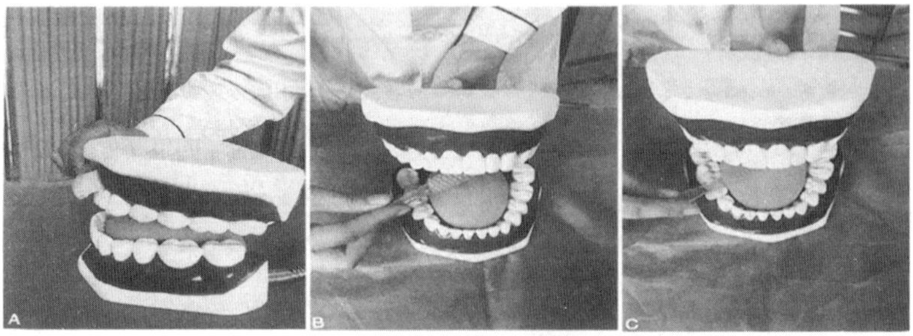

图3-4　颤动刷牙法

（来源　周春美，陈焕芬.基础护理技术[M].北京：人民卫生出版社，2019：138.）

二、鼻部卫生

鼻腔可对我们日常吸入的空气进行过滤和湿化，所以杜绝不良鼻部卫生能够减少相关鼻部疾病的发生。如避免用手指习惯性挖鼻孔，导致鼻毛脱落或鼻黏膜受损，严重者可引起颅内感染。积极进行体育锻炼，增强机体抵抗力；特殊情况下佩戴口罩，避免不良气体刺激；使用正确方法擤鼻涕，忌用力过猛或者鼻涕逆流进入咽鼓管和鼓室，导致急性中耳炎。

三、耳部卫生

日常生活中，忌频繁掏耳和异物入耳；在噪声很大的环境下应该佩戴降噪耳塞，防止噪声对听力带来的永久性损伤；保护听力，合理佩戴耳机也很重要，尽量选择头戴式耳机，音量不超过总音量的60%，勿佩戴耳机入睡或使用带有杂音的耳机，同时要注意耳机的日常清洁，防止耳部细菌感染；如果家族中有因药物致聋史，请在就医时提前告知医生。

四、手足卫生

（一）手部清洁

手一般以流动的清水冲洗即可，除非在接触到传染性的病原微生物时，使用具有消毒或者灭菌作用的手消，按照七步洗手法确保手的每个部位被清洁到位。防止手部皮肤皴裂，可涂抹适量护手霜。

（二）足部清洁

每晚入睡前用热水浸泡和清洁双足，通过水的热力刺激足部穴位，调理脏腑，达到强身健体、抵御病邪的作用。若有脚气，可在相关专业人员的指导下使用专门的药液浸泡双足，且个人洗漱用品不可与他人混用。

五、皮肤卫生

（一）面部清洁

正常情况下，提倡清水洁面，早、晚各1次，水温随季节而变化。避免水温过低或者过高，水温过低会使毛孔收缩，皮肤清洁不彻底，水温过高会破坏皮脂膜。油性皮肤清洁时，可先使用热水溶解皮脂，再使用冷水避免毛孔扩张。若在日常生活中使用了防晒剂或粉质类化妆品，需要使用洁面产品清洁皮肤。洗面奶是最常用的一种洁面方式，打湿皮肤后，用指腹在面部轻轻画圈按摩，尤以T区皮肤为重点。洁面后可使用补水保湿类护肤品，以恢复皮脂膜，维护皮肤正常的pH值。

（二）身体清洁

一般情况下每2～3天沐浴1次，炎热的夏季或运动后可每天洗澡。水温以皮肤体温为准，夏季可低于体温，冬季略高于体温。如每天洗澡，每次5～10 min即可完成。洗澡时间长者，不宜超过20 min。

沐浴方式：以清洁皮肤为目的，采用流动的水淋浴为佳。以放松或治疗为目的，推荐盆浴。一般先行淋浴，去掉污垢后再进入浴缸浸泡全身。洗澡时用手或柔软的棉质毛巾轻轻擦洗皮肤，避免用力搓揉或用粗糙的毛巾、尼龙球过度搓背。

沐浴禁忌：忌空腹、饱食、酒后洗澡，忌较长时间体力或脑力活动后马上洗澡。因为上述情况可能造成大脑供血不足，严重时还可引发低血糖，导致晕倒等意外发生。

六、会阴部卫生

会阴部皮肤透气度差，是人体排泄和生殖道开口处，每天用清水清洗即可。若有特别污染，可选用温和无刺激的清洁产品。

课后练习

案例分析

1.李某，男，36岁，某公司销售部经理，平日性格开朗随和，精力充沛，家庭和谐，工作业绩显著。但是最近因为产品销路不好，领导责怪，感觉烦闷、心慌气短、乏力、头晕、头痛，并且失眠。遂到医院就诊，进行了脑电图、心电图等各项相关检查，并无实质性疾病。最后以血管神经性头痛入院治疗，在医院接受治疗期间，通过家人的陪伴和安慰，逐渐减轻心理负担，一周后精神饱满地回到公司继续工作。

（1）请你评估李某刚入院时的健康状况，属于哪种状态？

（2）请分析何种因素影响了李某的健康？

（3）通过案例，你怎样理解健康的含义？

2.王奶奶，65岁，退休工人，平素入睡困难，易醒。近日因生活琐事与老伴拌嘴出现短暂晕倒，随后由老伴及子女护送入院。入院途中王奶奶说："其实没啥事，你们偏要我住院，我睡不着觉都十几年了，平时也不吃药，就头晕的时候休息休息就没啥事了，再说睡不好觉也不是什么大事。"儿子对医生说："做子女的，我们都希望妈妈身体健康，可又不知道具体该怎么做"？

（1）请你具体分析王奶奶属于睡眠障碍的哪种类型？

（2）如果你是王奶奶的儿子，你会如何解决王奶奶的问题？

第四章　常见疾病的预防

◆**情景导入**

小王，男，大四学生，21岁。

感染经历：通过VCT门诊自愿咨询检测发现HIV抗体阳性。

流行病学调查：患者曾在同性恋网站上看过有关男男同性恋的事，自己通过社交软件多次与他人发生无保护性性行为。

工作任务：

1. 说出艾滋病的传播特点。
2. 简述如何预防艾滋病。

人体是一个统一而复杂的整体。在人体的整个生命周期中，总会出现一些缺陷和变化，这些缺陷和变化是人体一系列功能、代谢和结构异常的结果，它会导致各种不适或疾病状态。我们应该掌握一些基本知识和一般治疗方法，以有效地保护自己和预防疾病。

第一节　常见健康问题

一、上呼吸道感染

上呼吸道感染是鼻腔、咽或咽部急性炎症的总称。其主要病原体是病毒，少数为细菌。免疫功能弱的人易受感染。一般病程短，病情轻，可自愈，预后良好。

（一）发病机制

当身体或呼吸道的局部防御减弱时，原本存在于上呼吸道或外来入侵的病毒和细菌迅速繁殖，引起身体不适。尤其是身体虚弱、免疫力低下或患有鼻窦炎、扁桃体炎等慢性呼吸道疾病的人更容易患病。

（二）临床表现

临床表现有以下类型：

1.普通感冒

普通感冒早期主要以鼻部炎症为主，也可出现咳嗽、咽干、咽部瘙痒或烧灼感。2～3天后，鼻腔黏液变厚，可伴有喉咙痛、头痛、流泪等，有时因脉管炎引起听力减退。严重病例包括发热、轻度寒战和头痛。

2.急性病毒性咽炎和喉炎

急性病毒性咽炎和喉炎是由于受到病毒的感染，主要特点是咽部发痒伴有烧灼感。咽痛不明显，言语困难伴发热。

3.急性疱疹性心绞痛

急性疱疹性心绞痛通常由柯萨奇病毒A引起，表现为明显的喉咙痛和发热，持续约1周。查体可见咽充血，扁桃体表面灰白色疱疹及浅表溃疡，周围可见红肿。

4.急性咽结膜炎

急性咽结膜炎主要由腺病毒和柯萨奇病毒引起，其特点是发热、喉咙疼、畏光、流泪伴眼睛痒、咽部和结膜明显充血。病程多为4～6天，主要在夏季，儿童在游泳时会传播。

5.急性咽扁桃体炎

急性咽扁桃体炎以溶血性链球菌感染为主，起病急，咽部疼痛明显，发热伴寒战，体温可达39 ℃以上。

（三）健康促进措施

1.环境与休息

保持室内空气通畅，避免寒冷和过度工作。

2.营养饮食

生活饮食规律，每天要多饮水，同时停止吸烟和饮酒，避免防止口腔感染，饭后漱口或给予口腔护理。

3.避免交叉感染

隔离传染源，有助于避免传播，减少就医次数，避免交叉感染，避免直接对着他人咳嗽或打喷嚏。

4.药物治疗

根据医嘱制订服药计划、服药方法。

（四）健康保护措施

1.避免诱因

①适当保暖，避免淋雨受凉和过度疲劳。

②加强卫生宣教，避免呼吸道感染。

③注意防护，尽量避免在人多的公共场合出入，如有外出，出门时记得戴口罩。

2.增强体质

加强锻炼、增强体质、增强免疫力和耐寒性是预防该病的主要方法。

3.免疫调节药物和疫苗

按时、按量服药，按计划打疫苗。

二、鼻炎

鼻炎是一种由细菌、病毒和过敏原引起的鼻黏膜炎症。其病理改变为鼻腔黏膜充血、肿胀、渗出、增生、萎缩或坏死，主要表现为鼻塞、鼻痒、流鼻涕、打喷嚏等症状。过敏性鼻炎有一定的遗传倾向，急性鼻炎预后较好，慢性鼻炎常反复发作。

（一）发病机制

鼻炎的发病原因非常复杂，可以分为以下几个方面：

1.免疫因素

有慢性的糖尿病、肾病等免疫功能低下者会引起鼻炎发作。

2.局部因素

局部的鼻腔解剖结构出现异常，如鼻腔里边有息肉或周围有炎症的刺激，也会引起鼻炎。

3.环境因素

汽车尾气和工业废气也能引起鼻炎的发作。

4.微生物因素

急性鼻炎主要由病毒感染引起，后期可能合并细菌感染，真菌等病原体也会引起鼻炎的发作。

（二）临床表现

鼻炎根据不同的类型，症状有一定的区别，常见的鼻炎有以下几种：

1.过敏性鼻炎

比较典型的是春季和秋季发作，对花粉过敏者也是春、秋两季易发作，症状是流眼泪、眼发痒、打喷嚏、流鼻涕。还有常年发作叫常年性过敏性鼻炎，一般是对尘螨、螨虫过敏导致的。

2.慢性鼻炎

间歇性或交替性鼻塞，如持续性双侧都堵塞，还有的患者会在夜间睡着以后鼻塞。慢性鼻炎还可以合并有少量的黏鼻涕，白色或黄色的都有可能出现，但是鼻痒、打喷嚏的症状不是很明显。

3.萎缩性鼻炎

主要是鼻子干、鼻子结痂，有时候容易鼻腔出血，有些严重的病人虽然鼻腔很通畅，但仍然会觉得鼻子堵、不通气，嗅觉也会减退。

（三）健康促进措施

1.一般护理

①多运动、加强体力活动，增强身体的抵抗力。

②按时休息，避免出现过度疲劳、睡眠不足等不良因素。

③严格执行消毒工作，外出时戴口罩，避免公众聚集，尽量避免去公共场所。

2.饮食护理

①倡导健康的生活方式，清淡饮食，避免辛辣刺激性食物，避免烟酒，防止滋生内热、热邪上升引发鼻炎问题。

②运动方式和运动量应结合具体情况而定，提倡采用有氧活动。

（四）健康保护措施

1.预防感染

①保护环境卫生，避免待在灰尘环境或有害气体中。

②注意预防感冒，适当保暖，减轻冷空气对鼻黏膜的刺激。

2.健康护理

①避免不良习惯，如挖鼻孔，可以用生理盐水定期清洗鼻腔，也可以适当按摩鼻部。

②要防治粉刺的生长，注意皮肤清洁。

3. 用药指导

按时、按量服药，根据医嘱服药。

三、哮喘

哮喘即支气管哮喘，是由嗜酸性粒细胞和肥大细胞、T淋巴细胞、气道上皮细胞和其他参与气道慢性炎症的细胞形成的气道慢性炎症，导致气道高反应性（BHR）和多种可逆气流受限，并导致反复喘息、气急、胸闷、咳嗽等症状，通常在夜间和（或）清晨发作或加重，大多数可自行缓解或在治疗后缓解。

你知道吗？

你了解哮喘的自然过程吗？

哮喘可以在任何年龄段发生，30%的病人在1岁时有症状，80%～90%的哮喘儿童首次症状在4～5岁前，其过程及以后的严重程度较难预测，多数为轻中度，少数严重难治的哮喘多为常年发作。哮喘开始年龄早晚与预后的关系并不十分清楚，多数严重患儿喘息发生于生后第一年，并有过敏性疾病及家族哮喘史。轻中度患儿预后尚可。有长期研究指出，50%的此类哮喘患儿在10～20岁时症状缓解，但在成人期还有可能发作。有严重激素依赖（特别是未经正规治疗经常口服或静脉应用激素控制发作）并经常住院者，95%的人转为成人哮喘，此时气道的高反应状态何时消失并不清楚。哮喘的死亡与诊断不及时、救治不力有关，国外发达国家近几年由于推广吸入激素治疗及管理教育，病死率较前明显下降，我国目前尚无统计结果。

（一）发病机制

1. 外界环境影响

因运动后或者气候变化因素等诱发。

2.接触致敏原

真菌、动物毛或含有化学染料或防腐剂的物品以及易致过敏的食物，如鱼、虾、肉、蛋等均可诱发哮喘。

3.精神和心理因素

4.遗传因素

（二）临床表现

1.症状

①阵发性呼吸困难伴喘鸣或阵发性胸闷和咳嗽。

②重症者会干咳或咳出大量白色泡沫痰，说话困难伴呼吸困难。

③在使用支气管扩张剂或自我缓解的情况下，可能会在几分钟内、几小时内或几天内再次发生。

④咳嗽变异性哮喘可无喘息。

2.体征

在发作期，胸部呈过度充气状态，伴广泛的喘息声和长时间的呼气音。但在轻度哮喘中，可以听到用力呼气的声音。在非常严重的哮喘发作时，通常不会出现喘息（无声胸部）。

（三）健康促进措施

①避免接触刺激性气体，如烟雾、灰尘及油烟。避免吃诱发哮喘的食物，如鱼、虾。

②环境安静，避免精神刺激，并根据哮喘发作规律，规划工作及休息时间。

③保持口腔清洁，增进食欲，多吃水果和蔬菜。

④发作期，要沉着冷静，学会自我管理，学会控制病情。

（四）健康保护措施

1.脱离变应原

如果可以确定引起哮喘发作的过敏原或其他非特异性刺激物，应立即脱离变应原。

2.运动

哮喘在缓解期间可进行适度的体育锻炼。如打太极拳、散步、跑步、游泳、医疗体操、呼吸训练等，应长期坚持，循序渐进，可以增强体质，减少疾病的发生。

3.调节和稳定情绪

学会自我调节，稳定心理情绪，需要增强战胜疾病的信心，消除紧张，避免不良的心理刺激。

知识拓展

哮喘发作的急救处理

1. 首先要冷静：取坐位，将患者前臂放在小桌上，背倚靠着枕头，注意保暖，防止肩部受凉。

2. 氧气吸入：可用鼻式或双腔鼻导管法给予吸氧。氧流量为1～3 L/min。氧气一定要湿化。

3. 给予患者精神安慰：从语言上和行动态度方面取得患者的信任，减轻患者焦虑、紧张的情绪，以减少机体的氧耗。

4. 减少气道阻力：若痰液阻塞气道，可增加气道阻力；缺氧和呼吸困难加重，应积极促进患者排痰，保持呼吸道通畅。

5. 吸入抗哮喘药物：注意保暖，补充液体；若患者呼吸困难持续不缓解，应及时拨打急救电话。

四、肺炎

肺炎是指由病原微生物、物理和化学因素、免疫损伤、过敏反应和药物引起的终末气道、肺泡和肺间质的炎症。

（一）发病机制

正常的呼吸防御机制可以确保气管嵴以下的呼吸道保持无菌状态。因此，是否发生肺炎取决于两个因素：病原体和宿主因素。如果病原体数量大、毒性强，或宿主呼吸道的局部和全身免疫系统受损，即可发生肺炎。

病原体可通过以下方式引起肺炎：

① 吸入空气；

②血流传播；

③在感染部位蔓延；

④上呼吸道定植细菌的吸入。

肺炎还可通过误吸胃肠道的定植细菌和通过人工气道吸入环境中的致病菌

引起。病原菌直接到达下呼吸道并在局部繁殖，导致肺泡毛细血管充血和水肿、纤维蛋白渗出和肺泡细胞浸润。

（二）临床表现

1.病前症状

发病前常有感冒、受寒、乏力、醉酒等诱因，起病急，寒战、高热、咳嗽、咳痰、咯血、胸痛等。

2.症状

可能出现呼吸困难和发绀的症状。典型的肺部症状包括患侧呼吸运动减少、颤音增强和叩诊时声音低沉。

（三）健康促进措施

1.一般护理

①保持房间整洁安静，通风良好，避免灰尘和异常气味。

②哮喘和咳嗽期间，应卧床休息，禁止户外活动。如果有明显的哮喘和咳嗽，应该采取半坐半卧的姿势，经常翻身并改变姿势。

③如果有痰，可五指并拢，掌心凹陷，自下向上、由外向内拍背。

④学会口腔的护理，饭前饭后可用淡盐水清洗口腔。

2.饮食护理

①宜清淡饮食，在恢复期，避免肉、鱼、油炸类、辣类食品，多喝水，给予正常的软性食品。

②在恢复期可以去户外活动，但不应过度劳累。

（四）健康保护措施

1.预防感染

①预防上呼吸道感染，加强抗寒锻炼，开展体育锻炼增强体质。

②避免淋雨、寒冷、酗酒、过度工作和其他刺激。

2.健康护理

①积极治疗慢性心肺疾病、慢性肝炎、糖尿病、口腔疾病等初级疾病，防止肺炎的发生。

②年龄大于65岁者可注射流感疫苗。

3.用药指导

按时、按量服药，根据医嘱服药。

五、龋齿

龋齿，又称蛀牙，是指牙齿体内的硬组织在菌斑、细菌的影响下发生的慢性、进行性、破坏性疾病，通俗地说就是牙齿的牙面上出现了破坏，导致了龋洞的发生和牙齿的缺损。

你知道吗？

龋齿是怎么来的？

龋齿即是我们平时所讲的“虫牙”，并不是指牙中生虫子。牙生在骨组织中，牙釉质中99%以上是无机盐，具有高度钙化的特点，牙的坚硬度与防龋齿能力同牙本身所含钙、磷、氟、维生素有关。

（一）发病机制

1.细菌因素

细菌是多种因素中的主要生物因素，其中最重要的是一些变形链球菌和乳酸菌。

2.食物因素

碳水化合物是口腔微生物合成、分解、代谢的能量。

3.宿主因素

宿主的易感性主要是牙齿、唾液环境等因素，还有口腔卫生习惯等。

4.时间因素

龋齿是一种慢性硬组织破坏性疾病，需要一定的时间才能形成。研究认为致龋菌导致碳水化合物产酸，有机酸作用于牙齿表面，经过一定的时间，引起牙齿有机物溶解、无机物脱矿，牙体逐渐遭到破坏，龋洞形成。

（二）临床表现

早期牙齿会出现白斑或黄褐色斑点，此时一般没有意识症状。

中期以后会慢慢形成龋洞，呈黄褐色或深褐色，会对冷、热、甜、酸等外界刺激敏感，但在消除刺激后，症状会立即消失。

晚期随着病程的发展，龋洞也会越来越大，对外界刺激可出现比中期更明显的疼痛反应，冷刺激尤为显著。如果把食物嵌在洞里，也会引起疼痛。如果有蛀牙出现，应及时治疗。若任其发展，会导致牙髓炎、根尖周炎甚至颌骨炎症等一系列并发症，最终可能导致牙齿丧失。

（三）健康促进措施

①养成良好的卫生习惯，保持口腔卫生清洁。

②可以选用保健牙刷刷牙，因为保健牙刷的刷头小，使用方便，易于清洁牙齿。

③牙膏应选用（如氟化物、叶绿素、生物素）能去污、灭菌、爽口的类型。

④食物应多样化，营养均衡，摄取与牙齿、骨骼发育钙化有关的物质。

（四）健康保护措施

①注意营养，增强体质。

②保持口腔清洁，饭后漱口，早、晚各刷牙一次，晚上刷牙后禁食。

③建议定期到正规医院口腔科或口腔医院进行口腔检查及保健，听取专业牙科医生的意见。

④每餐后进行漱口，以长期保持口腔、牙齿及牙龈清洁、健康。拥有健康的牙齿则胃口较好。

⑤定期进行牙周维护。

六、痤疮

痤疮是一种发生在毛囊皮脂腺单位的慢性炎症性皮肤病，主要发生在青少年中，对青少年的心理和社会有很大的影响，但往往在青春期后自然减少或治愈。临床表现为面部多形性病变，如痤疮、丘疹、结节和脓疱。

（一）发病机制

1.过多的皮脂分泌

青春期之后，雄激素水平，特别是睾酮水平迅速上升，促进皮脂腺的发育，产生大量皮脂。

2.毛囊皮脂腺导管堵塞

毛囊皮脂腺导管的异常角化导致堵塞，皮脂分泌受到阻碍，形成角质堵塞，即为痤疮。

3.细菌感染和炎症反应

毛囊内的各种微生物，特别是痤疮丙酸杆菌大量增殖，由痤疮丙酸杆菌产生的脂肪酶分解皮脂生成游离脂肪酸，它对细胞和炎症细胞具有趋化作用，最终加重和诱导炎症反应。

（二）临床表现

大约为1 mm大小的肤色丘疹，没有明显的毛囊开口则是闭合性痤疮（也称白头）的典型皮肤病变。

开放性痤疮（也称黑头）的特征是圆顶状丘疹，毛囊开口明显扩张。

临床上，根据痤疮病变的性质和严重程度，划分以下等级，见表4-1。

表4-1　痤疮等级

程　度	症　状
1级(轻度)	仅有粉刺
2级(中度)	除粉刺外,有一些炎性丘疹
3级(中度)	除粉刺外,有许多脓疱或炎性丘疹
4级(重度)	除粉刺、脓疱及炎性丘疹外,还有囊肿、瘢痕或结节

皮肤损伤通常发生在面部、上胸部和背部。痤疮的非炎症性病变有闭合性痤疮和开放性痤疮两种。痤疮的进一步发展将导致各种炎性病变，包括炎性丘疹、脓疱、囊肿和结节。炎性丘疹为红色，直径为1～5 mm；脓疱充满白色脓液，大小均匀；结节直径＞5 mm，触摸时有硬结和疼痛感；囊肿更深，充满血和脓的混合物。这些病变可以融合形成大的炎症斑块和鼻窦。炎症病变消退后，通常会留下色素沉着、持续性红斑、凹陷或增生性瘢痕。

（三）健康促进措施

1.一般护理

（1）休息

养成有规律的作息习惯，保证睡眠时间的充足，早睡早起。

（2）饮食

清淡为主，不吃辛辣刺激类的食物，要戒烟酒，保证饮水量的充足，多吃新鲜水果和蔬菜，多吃容易消化的食物，促进排便，有效地排出体内的毒素，有利于肌肤的健康。

（3）洗护

每天用温水洗脸1～2次以清洁皮肤。不要用手挤压皮肤上的痤疮，避免使用含有糖皮质激素的化妆类物品。

2. 用药护理

（1）提高治疗依从性

严格遵医嘱服药。

（2）注意药物不良反应

①局部用药

局部治疗的副作用较少，大多为皮肤刺激症状，导致皮肤干燥。

②外用维甲酸

常见不良反应有表皮剥落、红斑、干燥、灼烧感或瘙痒，且严重程度呈剂量相关性。

③外用抗生素

腹泻或假膜性结肠炎等较为罕见。

3. 心理调适

保持乐观的心态去面对，长时间的压抑情绪会造成内分泌失调，从而加重病情。

（四）健康保护措施

痤疮的发生与个人生活习惯等均有一定的关联，它的预防主要有以下几点：

①注意面部的清洁，用温和的清水洗脸，不要使用刺激性肥皂及油性类化妆品。硫黄皂对粉刺有好处。

②合理饮食，多吃新鲜水果和蔬菜，少吃辛辣刺激类食物。

③保持大小便通畅，戒掉吸烟、酗酒、熬夜等不良习惯，注意防晒。

④工作与休息相结合，保持心情愉悦对痤疮的治疗有益。不要有过多的心理负担，避免引起内分泌紊乱，加重病情。如果你觉得脸上的痤疮不是障碍，可不必吃药，等待它自然消退，痤疮消退后一般不会有任何痕迹。

你知道吗？

吃海带防痤疮

医学研究人员称，吃海带较多的青少年很少有痤疮。原因是海带含锌量高，锌是人体必需的微量元素，它不仅能增强机体的免疫功能，还能参与皮肤的正常代谢，使上皮细胞正常分化，减少毛囊皮脂腺导管口角化，有利于皮脂腺分泌物的排出。

七、急性胃肠炎

胃肠黏膜的急性炎症称为急性胃肠炎。其临床表现主要以恶心、呕吐、发热、腹泻、腹痛等为主。该病在夏季和秋季常见，其发生主要是因为暴饮暴食和饮食不当，或吃生冷的、腐烂的和不干净的食物。

（一）发病机制

1. 细菌和毒素的感染

沙门菌和嗜盐细菌（副溶血性弧菌）是最常见的细菌，金黄色葡萄球菌是最常见的毒素。家庭中经常有集体疾病或多个病例，如食用受污染的肉类和鱼类，或者吃有嗜盐细菌生长的螃蟹和蜗牛等海鲜，吃剩菜等。

2. 物理、化学因素

吃生冷刺激性食物或不当服用一些药物，或误服农药（含强酸/强碱）等均会导致疾病。

（二）临床表现

1. 轻度腹泻

大便呈黄绿色或黄色样，每天大便少于10次，有少量黏液。粪便不多，有时粪便像“蛋花汤”。

2. 严重腹泻

大便大量水样，少量黏液，伴有食欲不佳、恶心、呕吐。如果出现低钾血症，则会出现腹胀及全身中毒症状；如不规律高烧或低烧，甚至可引起昏迷。

（三）健康促进措施

1. 一般治疗

选择卧床静养，病情较轻者可以口服葡萄糖电解质溶液补充体液流失。明显脱水或持续呕吐者，需静脉补充5%～10%的糖盐水及其他相关电解质。应摄入清淡的液体或半液体食物，以防脱水或治疗轻度脱水。

2. 药物治疗

必要时可注射解痉和止吐药物。

3. 抗菌治疗

对于感染性腹泻，可适当选择靶向抗生素，但要防止滥用。

（四）健康保护措施

严格的食品卫生是预防这种疾病的关键。冰箱里的食物应该生、熟分类，食用前应彻底煮熟。早期应选择流食，宜清淡，如米粥、藕粉、果汁等，避免肉、蛋、奶及刺激性食物。

饭前便后勤洗手，蔬菜、瓜果应洗净，外出选择干净卫生的餐厅，都是有效的预防措施。

食品存放也要注意，尤其是夏天，及时把不吃的食物妥善保存，生鲜食品尽量放冰箱。在做饭的时候，肉食要做熟，注意菜板、菜刀等生、熟分开。洗碗用具清洗后宜晾干，防止滋生细菌。

你知道吗？

具有止泻作用的水果

柿子、石榴和苹果含有单宁酸和果酸，具有收敛和止泻作用。慢性肠炎患者通常可以吃具有止泻作用的食物，以减少腹泻。此外，大多数牛奶是非脱脂牛奶，牛奶中的脂肪进入肠道后会加重肠道负担，从而加重腹泻症状。

八、便秘

排便困难、大便干燥和排便次数减少是便秘的临床表现。正常人每天排便1～2次，便秘患者每周排便次数小于3次，且排便费力，粪便量较少，有硬结。便秘是现代大学生的常见症状，约有1/3的大学生患有便秘，已经严重影响生活质量。

（一）发病机制

1.不良生活习惯

（1）饮食因素

饮食简单，粗纤维缺乏，粪便量减少，黏度增加，肠道运动减缓，并因过度吸收水分而导致便秘。

（2）排便习惯

没有养成规律排便的习惯，往往忽视了正常排便的意图，导致排便反射抑制和便秘。

（3）活动减少

缺乏促进排便的运动刺激，往往容易便秘。

2. 精神心理因素

患有抑郁症、焦虑症、强迫症和其他心理障碍的人容易便秘。

3. 肠道病变

炎症性肠病、肿瘤、直肠脱垂、疝等疾病可以导致排便障碍和功能性出口梗阻。

4. 全身性病变

糖尿病、脑血管意外、尿毒症、帕金森病等都称为全身性疾病，容易便秘。

5. 医源性（滥用泻药）

因长期使用泻药，特别是刺激性泻药，降低肠肌张力，损伤肠黏膜神经，导致严重便秘。除此之外，导致便秘的其他药物还包括阿片类镇痛药、抗胆碱药、抗抑郁药、钙拮抗剂、利尿剂等。

（二）临床表现

便秘的主要特征是排便困难及排便次数减少。部分大学生每周排便次数小于3次，严重的情况下，每2～4天排便1次。一些大学生排便困难，会持续30 min以上，或者一天排便多次，但排便困难，粪便像羊粪一样硬，而且数量很少。此外，还有腹胀、食欲不振以及因使用泻药不当而导致的排便前的腹痛。

（三）健康促进措施

1. 坚持参加锻炼

大学生应加强体育锻炼，如跑步、散步或双手按摩腹肌每天数次，以增强胃肠蠕动能力。

2. 培养排便习惯

培养良好的排便习惯，有利于大学生建立正常的排便行为。可每天早上练习排便1次，即使不想排便，也可以等一会儿形成条件反射。同时，应该选择一个较为安静舒适的环境，比如坐式厕所。

3. 合理饮食

应多吃水果、蔬菜和含有粗纤维的豆类及谷物，多喝水，尤其是每天早上或饭前喝一杯温开水，可以有效预防便秘。

4. 其他

不随便使用药物，积极配合治疗全身性疾病和肛周疾病，调整好心理状态，良好的心理状态有利于建立正常的排便反射。

（四）健康保护措施

除坚持参加适当的体育锻炼、有意培养良好的排便习惯、合理饮食外，注意补充膳食纤维。含膳食纤维最多的食物是麦麸、水果、蔬菜、燕麦、大豆、果胶等。此外，应积极治疗全身性疾病及肛周疾病，防止或避免使用易引起便秘的药品，培养良好的心理状态，均有利于便秘防治。

九、贫血

贫血是指人体外周血红细胞容量减少，低于正常范围下限的一种常见的临床症状。由于红细胞容量测定较复杂，临床上常以血红蛋白（Hb）浓度来代替。我国血液病学家认为在我国海平面地区，成年男性Hb<120 g/L、成年女性（非妊娠）Hb<110 g/L就患有贫血。

你知道吗？

贫血小知识

长期生活在高原地区居民血红蛋白正常值高于海平面地区居民血红蛋白正常值。在妊娠期间、低蛋白血症、充血性心力衰竭、脾肿大和巨球蛋白血症时，人体内的血浆容量有所增加，此时，因为血液被各种因素所稀释，血红蛋白浓度降低，即使红细胞体积正常，通常也容易被误诊为贫血；当出现脱水或急性大量失血等循环血容量减少时，即使红细胞体积因血液浓度降低，贫血也很容易因血红蛋白浓度升高而漏诊。

（一）发病机制

根据不同的临床特征，将贫血分为不同的类型。如慢性贫血和急性贫血是根据贫血的进展率划分的，小细胞性贫血（MCV<80 fL）、正细胞性贫血（MCV80 fL～100 fL）和大细胞性贫血（MCV>100 fL）是根据红细胞形态划分的，增生性贫血、增生不良性贫血则是根据骨髓红系增生进行分类的。临床上，通常从贫血的病因和发病机制进行分类：

①红细胞生成减少性贫血；

②造血原料异常所致贫血；

③造血细胞异常所致贫血；

④造血调控异常所致贫血；

⑤红细胞破坏过多性贫血，即溶血性贫血；

⑥失血性贫血。

（二）临床表现

往往因其病因不同、血容量下降的程度不同、贫血的速度不同以及血液、血氧承载能力下降程度不同、呼吸和循环系统的耐受和代偿等，从而影响贫血的临床表现。贫血早期的症状是疲劳、头晕和困倦，面色苍白是贫血最常见和最显著的症状。贫血的程度、贫血的速度以及身体的代偿能力常决定着症状的严重程度。

1.神经系统

贫血和缺氧引起的神经组织损伤症状主要是头晕、头痛、失眠、耳鸣、多梦、记忆力减退和注意力不集中等。贫血的儿童会不安地哭泣，甚至影响智力发育。

2.皮肤、黏膜

贫血时，通过神经体液调节重新分配有效血容量，身体上的黏膜和皮肤等相对较小的器官供血量明显减少，则出现皮肤和黏膜的主要表现形式——苍白；除此之外，单位体积血液中血红蛋白和红细胞含量的降低，从而导致黏膜和皮肤的颜色变浅。皮肤缺乏光泽、粗糙，甚至形成溃疡是贫血时黏膜和皮肤的另一种表现形式，可能与贫血的原发性疾病有关。

3.呼吸循环系统

由于呼吸中枢高碳或缺氧，出现呼吸困难或呼吸急促。轻度贫血并没有明显的表现，只是在活动后出现呼吸的加深和加快、心率加快、心悸。活动越频繁，贫血程度越严重，症状表现越明显。重度贫血时，即使处于平静的状态，依然可能出现呼吸短促，甚至出现端坐呼吸的现象。因长期的贫血、供氧不足和心脏负荷过重会导致贫血性心脏病，既会出现心率的变化，还会导致心功能不全和心律失常。

4.消化系统

由于消化液分泌减少，甚至腺体萎缩，导致消化不良、消化功能减退、食欲下降、腹胀、大便不规则等。长期的慢性溶血可与脾肿大和结石有关；缺铁性贫血时会有吞咽异物的感觉；恶性贫血或巨幼细胞性贫血可出现舌萎缩、舌炎、镜面舌、牛肉舌等表现。

5.泌尿、生殖、内分泌系统

血管内溶血时，存在含血红蛋白尿和铁血黄素尿的现象。在较为严重的情况下，因为游离血红蛋白会阻塞肾小管，所以会导致无尿、少尿和急性肾衰竭。在长期贫血的影响下，男性特征削弱、睾酮分泌减退；女性患者，由于女性激素分泌的影响而导致月经异常，出现月经过多或闭经；男性和女性中普遍常见性欲下降。促红细胞生成素的分泌和内分泌腺的功能也会受到长期贫血的影响。

（三）健康促进措施

治疗措施：补充叶酸和维生素 B_{12}，其二者吸收不良或摄入不足都会导致巨幼细胞性贫血的发生。

（四）健康保护措施

1.饮食调理

饮食营养要均衡，多元化，不能偏食，否则某些营养素的缺乏会导致贫血。饮食应规律适度，严禁暴饮暴食，多吃富含铁的食物。避免辛辣、凉性和难以消化的食物，通常可以结合营养饮食来滋养身体。

2.劳逸结合

适当地进行锻炼活动。

十、肥胖

肥胖是指明显超重与脂肪层过厚，是体内脂肪积聚过多而导致的一种状态。由于食物摄入过多或机体代谢的改变，造成体重过度增长并引起人体病理、生理的改变或潜伏。

你知道吗？

我国常用的标准体重的计算公式

为Broca公式的改良公式

男性：标准体重（kg）=身高（cm）−105；

女性：标准体重（kg）=身高（cm）−105−2.5。

近年来，还可采用体重指数（BMI）来衡量人的体重是否正常。体重（kg）/[身高（m）]^{2}的比值称为体重指数。按照世界卫生组织（WHO）的标准，体重指数≥25为超重，≥30为肥胖，<18.5为消瘦。亚洲标准为：≥23为超重，≥25为肥胖。我国的标准为：≥24为超重，≥28为肥胖。

（一）发病机制

①遗传与环境因素；

②内分泌功能和物质代谢的变化；

③脂肪细胞肥大，数量增加；

④神经精神因素；

⑤生活及饮食习惯；

⑥药物性肥胖；

⑦肠道吸收不了的残余累积。

（二）临床表现

1.一般表现

在任何年龄段都可以看到单纯性肥胖，约有一半的成年肥胖患者都伴有儿童肥胖史，通常体重增长较为缓慢（女性分娩后除外）。继发性肥胖者体重在短时间内会有快速增加，男性脂肪主要分布在头部、颈部和躯干；而女性脂肪则主要分布在腹部、臀部、胸部和下腹部。

轻至中度原发性肥胖可无任何自觉症状；重度肥胖者则多有怕热，活动能力降低，甚至活动时有轻度气促，睡眠时打鼾，可有高血压病、糖尿病、痛风等临床表现。

2.其他表现

（1）肥胖与心血管系统

肥胖患者并发冠心病、高血压的概率明显高于非肥胖者，其发生率一般5～10倍于非肥胖者，尤其腰围粗（男性>90 cm，女性>85 cm）的中心型肥胖患者。

（2）肥胖与呼吸功能的改变

肺功能异常是因为肥胖患者肺的顺应性下降导致肺活量降低造成肥胖低通气综合征，其主要表现为肥胖、嗜睡和肺泡通气量低并且伴有阻塞性呼吸困难。

（3）肥胖与糖、脂代谢

摄入过多的热量可以促进甘油三酯的合成、分解和代谢，当脂质代谢更活跃时，会导致葡萄糖代谢相对受到抑制，进而导致胰岛素抵抗的形成。

（4）肥胖与肌肉骨骼的病理改变

①关节炎

关节炎是最常见的病理性改变。由于长期负重的影响，关节软骨面结构发生改变，以膝关节病变最为常见。

②痛风

肥胖患者伴有高尿酸血症，增加了痛风患病风险。

③骨质疏松症

根据之前的观点，骨质疏松症在肥胖人群中罕见，但近期的研究发现，因为肥胖人群大量的脂肪细胞会分泌更多炎症因子和脂肪因子，这极可能增加了肥胖人群骨折和骨质疏松的发生率。

（5）肥胖与内分泌系统的改变

①生长激素

肥胖患者生长激素的释放减少，尤其是对生长激素释放因子不敏感。

②垂体-肾上腺轴

肾上腺皮质激素分泌增多，节律正常，峰值增加，ACTH浓度轻微上升。

③下丘脑-垂体-性腺轴

肥胖患者垂体促性腺激素降低，睾酮对促性腺激素的反应降低，性腺功能减退。除此之外，部分肥胖男性会有乳房发育，而肥胖女孩会有早期月经初潮，肥胖的成年女性无排卵性月经、月经紊乱等多见，甚至会出现多囊卵巢综合征，闭经的发病率居高。

④下丘脑-垂体-甲状腺轴

肥胖患者的垂体对TRH反应性降低，甲状腺对TSH反应性降低。

（三）健康促进措施

1.药物治疗

重度肥胖患者可以使用药物来进行减肥。药物使用可能会产生药物副作用和耐药性，因此，必须非常谨慎地根据适应症选择药物治疗，根据患者的个人情况来评估可能发生的益处和潜在风险。

2.外科治疗

部分患者可通过部分外科手术获得长期疗效，手术前并发症也可以治愈或有不同程度的改善。但是，手术可能会并发贫血、吸收不良、导管狭窄等症状，具有一定的风险。它只适用于部分减肥失败、严重肥胖和严重并发症的患者，而这些症状可能会通过减肥得到改善。

（四）健康保护措施

1. 健康宣传教育

通过健康宣传教育，可以使患者及其家属深刻认识肥胖对机体的损害，从而改善生活方式，健康饮食，积极锻炼。

2. 控制饮食及增加体育运动

轻度肥胖的人，应控制所摄入的食物总量，合理饮食，避免高热量的食物，积极锻炼。如果每月能减重500～1000 g，并逐渐达到正常体重，则不需要药物治疗。

十一、糖尿病

糖尿病是一种以慢性高血糖为特点的代谢性疾病，是由环境因素和遗传共同引起的。长期患有糖尿病，会引起眼、心血管、肾脏、神经等系统的并发症。急性代谢紊乱，如高渗性高血糖综合征、酮症酸中毒也可发生在严重或应激状态下。

你知道吗？

中国已成为世界上糖尿病患病人数最多的国家

随着城市发展速度的加快、生活方式的改变和人口老龄化加剧，糖尿病的患病率迅速上升，成为继心脑血管疾病和肿瘤之后又一严重危害人类健康的慢性非传染性疾病。中国已成为世界上糖尿病患病人数最多的国家，糖尿病的控制状况也很不理想。此外，儿童和青少年2型糖尿病的患病率也显著增加。糖尿病已成为严重威胁人类健康的公共卫生问题。

（一）发病机制

1. 遗传因素

1型糖尿病和2型糖尿病的病因均有很明显的遗传因素。据调查，1/4～1/2的糖尿病患者有家族史。1型糖尿病的发病机制涉及多个DNA位点，主要与DQ位点的多元化和HLA抗原基因有关。2型糖尿病的发病机制主要为基因突变，主要基因为胰岛素基因、线粒体基因等。临床上有60种以上的遗传综合征都伴有糖尿病。

2.环境因素

在某些病毒感染后，激活自身免疫反应，破坏胰岛β细胞，导致自身免疫系统异常，造成1型糖尿。2型糖尿病的环境因素为进食过多、体力活动减少。肥胖患者易有遗传易感性。

（二）临床表现

糖尿病分为1型和2型，我国以2型为主。1型患者多为青少年，与自身免疫系统缺陷有关，多为病毒感染或遗传所致，症状明显；2型多见于40岁以上的中老年人，多与遗传性、环境饮食有关，症状不明显，体型较肥胖。

多尿、多饮、多食、体重下降——“三多一少”是糖尿病的典型症状，总感觉饥饿，老有吃不饱的感觉，总口渴，喝很多水，尿量增多，也有头晕、乏力、皮肤瘙痒、四肢酸痛等症状。

视力下降、眼睛疲劳、手脚麻木、发抖、饥饿和暴饮暴食是糖尿病的早期症状。一旦这些早期症状出现，就应该给予足够的重视。

血糖的测定现在常用的指标有空腹血糖和餐后2 h血糖。空腹血糖3.9～6 mmol/L为正常，≥7.0 mmol/L为糖尿病；餐后2 h血糖7.7 mmol/L为正常，≥11.1 mmol/L为糖尿病。

（三）健康促进措施

1.宣传教育

宣传教育可以使大众了解糖尿病的基本知识，学会控制血糖，并且深刻认识糖尿病的危害。依据不同患者的临床症状，制定诊疗方案。

2.自我监测血糖

1型糖尿病患者在诊疗期间，每天饭前监测3次血糖，若血糖不稳定则监测8次（三餐前、后，睡前和凌晨3：00）。在强化诊疗期间，空腹血糖应＜7.2 mmol/L，餐后2 h血糖应＜10 mmol/L，HbA1c应＜7%。2型糖尿病患者监测血糖的频率可适当降低。

3.药物治疗

严格执行医嘱，不得擅自换药、更改剂量。注射类胰岛素要在冰箱中保存，避免高温和太阳直晒，腹部是最好的注射部位，除此之外，大腿及上臂外侧和臀部也较适合注射。注射后30 min内必须进食，最好在15 min后进食。

（四）健康保护措施

①避免肥胖，维持合适体重，适当运动。

②根据计划，每顿饭都要有规律、有数量地吃，不要随意增减。

③饮食避免太咸、太油腻。少摄入高胆固醇类的食物，尽量保持清淡，如多吃粗粮、蔬菜、豆类、谷类等。

④降血糖的食物：苦瓜、洋葱、魔芋、南瓜、紫菜、黑木耳、豆芽等。

十二、尿道结石

尿道结石又叫泌尿系统结石。尿道结石是最常见的泌尿外科疾病之一，绝大多数来自肾和膀胱，整个泌尿系统各个位置的结石，肾结石、输尿管结石、膀胱结石、尿道结石都是泌尿系统出现的结石。尿路结石是泌尿外科发病率非常高的一大类疾病，复发率高。

（一）发病机制

尿道结石可分为原发性和继发性两种。由于尿道狭窄、尿道憩室和尿道异物，原发性尿道结石在尿道内积聚越来越多的异物，最终形成尿道结石。由于膀胱结石或上尿路结石的存在，继发性尿道结石通过尿道时被阻塞，然后慢慢积累，形成尿路结石。

1.全身代谢因素

由于身体代谢功能较慢，导致代谢物堆积，从而形成结石。

2.泌尿系统感染

泌尿系统长期存在炎症，随着炎症因子的累积，有可能会使尿道堵塞形成结石。

3.生活方式和饮食因素

①食物中含有的嘌呤物质较多，每天饮用水较少，会增加患结石的风险，所以会在排尿时造成堵塞，形成尿道结石。

②饮食中缺乏维生素A和维生素B_6，会导致结石。

③长期服用大量维生素D会促进钙的吸收，增加尿钙，增加钙结石形成的风险。

4.流行病学因素

①包括年龄、性别、职业、饮水量、新陈代谢、遗传等相关因素，尿道结石也可由环境因素等造成。

②尿道结石多发于20～50岁。尿道结石多见于男性，女性少见，男性发

病高峰年龄为35岁。女性有两个高峰，年龄分别为30岁和55岁。

（二）临床表现

1.疼痛

原发性尿道结石逐渐长大或位于尿道憩室，早期可无疼痛症状。继发性尿道结石多为上尿路结石。当它们从尿道排出时，会突然嵌进尿道。他们经常突然感到严重的局部疼痛和排尿疼痛，并经常辐射到阴茎头部。阴茎结石可触及疼痛部位的结石，后尿道结石会导致会阴和阴囊疼痛，疼痛程度可与刀割一样剧烈。

2.排尿困难

尿道结石梗阻，可见不同程度的排尿困难，表现为尿滴、尿变稀或分叉、不动、尿流突然中断、尿流强烈。严重的尿梗阻和尿潴留，可见充盈性尿失禁，有时可发生急迫性尿失禁。

3.血尿和尿道分泌物

急性病例通常有终末期血尿或初始血尿，或在排尿结束时有少量新鲜血滴，并伴有剧烈疼痛。在慢性病例或尿道憩室中，尿道口可能有分泌物溢出，尿道结石刺激，尿道壁炎症和溃疡，也可能发生脓尿。

4.尿道硬化和压痛

前尿道结石可触及结石部位的硬化和压痛。经直肠指诊，后尿道结石应触及后尿道硬结处。

5.长期刺激

尿道结石等症状可引起尿道炎、尿道狭窄、尿道周围脓肿、尿道皮肤瘘、尿道直肠瘘，甚至一系列上尿路损伤。后尿道结石可导致性交疼痛和性功能障碍。

（三）健康促进措施

1.一般护理

（1）促进排石

平时多喝水，确保每天饮水量在2000 mL以上，如果出汗较多，饮水量需要随之增加，这样能将肾脏或者膀胱内体积较小的结石及时排出体外。

（2）坚持每天跳绳

跳绳有助于结石的排出，以运动来减少结石的形成。

2.饮食调理

①可以根据结石成分和代谢状态调整食物成分，加强饮食控制，避免使用

高嘌呤食物。

②有草酸结石的人应该避免喝浓茶，菠菜、西红柿、芦笋和花生含有高含量的草酸，很容易导致草酸钙结石。

③高尿酸者应忌动物内脏、海鲜、啤酒，摄入这些食物容易引起尿酸升高，从而导致尿酸钙结石。

（四）健康保护措施

1.健康指导

①注意个人卫生，避免尿道感染，一旦发生尿道感染，需及时就诊。

②当尿道结石引起尿道梗阻导致无尿时，应及时就医，避免引起肾功能受损。

③积极锻炼，控制体重，养成良好的个人卫生习惯和生活习惯。

④养成多喝水的习惯，增加尿量，健康饮食。

2.食物指导

饮食应该清淡、低蛋白质和低脂肪。饮食应该多样化，富含营养和维生素，多食新鲜蔬菜（如黄瓜、豆类）、新鲜水果（如苹果、西瓜、葡萄、橘子等）。

平常养成多喝水的习惯，一般情况下，最好是每天饮水1500～2000 mL。也可以多喝果汁等。

十三、脊柱侧弯

脊柱侧弯是指一个或多个脊柱节段的侧弯或伴有脊柱旋转的脊柱畸形。它是脊柱的三维畸形，包括冠状位、矢状位和轴向位的序列异常。正常人的脊柱应从背部开始呈直线，躯干两侧应对称。如果肩膀的高度与前面不相等，或者背部从左到右不均匀，应该怀疑是“脊柱侧凸”。然而，大多数脊柱侧凸不仅是单平面的左右倾斜，而且通常伴随着脊柱的旋转，这往往会影响肩胛骨的运动，导致肩关节的运动范围有限。

（一）发病机制

常见原因是先天性的，有些人先天性的脊柱发育有问题，椎体会产生变形、畸形、半椎体，这些都会导致脊柱发生侧弯、变形。所以有些发育性的骨性结构的异常，会导致脊柱的弯曲。

在青少年发育过程中，脊椎侧弯大多与长期不良姿势有关。长期学习、行走、睡觉时候的姿势不良，就会导致脊柱两侧受力不均匀，造成神经肌肉力量失衡，使脊椎原本应有的生理弯曲转变为病理弯曲。

有些代谢性疾病，比如系统性类风湿病或者风湿免疫性疾病、强直性脊柱炎也可导致脊柱侧凸和脊柱变形。由于维生素D缺乏，佝偻病儿童也会发生脊柱侧凸。

（二）临床表现

脊柱侧弯带来的疼痛感明显，当脊柱侧弯发展到比较严重的阶段时，骨关节的挤压和撞击情况会更加严重，于是，人在行走或是久坐后都容易出现腰酸背痛的情况，这种情况所带来的疼痛感格外明显，而且一般难以缓解。

脊柱两侧肌肉生长不平衡。脊柱的侧弯与脊柱两侧受力不均衡有关系，就是因为两侧受力不均，所以导致人在工作或学习中背部发力不均衡，久而久之，自然形成了肌肉生长不平衡的情况。如果脊柱侧弯情况较明显，则肉眼观察发现会有高低肩、长短腿的问题。

人的脊柱支撑整个人体的上半身，它能够帮助人体完成各种必要的生活动作，所以脊柱弯曲也分为好几个部分。如果脊柱侧弯发生在人的胸椎处，则除了会带来肌肉损伤以外，还可影响人们的心、肺功能，造成心率加快、呼吸急促。

脊柱侧弯的常见早期体征，可表现为外观上的不对称。如弯曲的脊柱、肩膀向一侧倾斜、立正时一个肩膀向前伸出、一侧臀部高、胸部不对称、衣服不太合身等。

中度或严重脊柱侧弯的一些较常见的症状如下：

（1）步态变化

当脊柱异常扭曲并向侧面弯曲得足够多时，会导致两侧臀部不对齐，从而改变人的步态或行走方式。如一侧肌肉更早发生疲劳，或者一只手在走路时会碰在臀部上，而另一只却没有。

（2）运动范围减小

脊柱扭曲会使关节运动方向发生变化，从而降低脊柱弯曲的灵活性，运动范围随之减小。

（3）呼吸困难

脊柱的极度扭曲使肋骨也扭曲并收紧，肺部使用的空间变小，使呼吸更加困难。轻微的脊柱侧弯是不会造成任何症状的，严重的脊柱侧弯会造成继发的胸廓畸形，使胸、腹腔体积缩小，造成呼吸困难、心悸、消化不良、食欲减退等内脏功能紊乱。

（三）健康促进措施

①养成良好的生活习惯，多做引体向上和侧卧举腿，加强身体肌肉锻炼。

②养成良好的坐姿。书写时，头部不应过度前倾，脊柱应直立，两肩之间的线条应平行于桌子，前胸不应受压，双脚应落地，以保持稳定、无疲劳的姿势。

③最关键的是要早发现、早治疗。

（四）健康保护措施

1.改变呼吸方式

脊柱侧弯、胸廓变形，易压迫心肺，导致呼吸系统紊乱。因此，有必要进行嘴唇收缩呼吸，以纠正凹侧吸气量低的症状。

2.改善不良姿势

不良姿势和脊柱侧凸会相互影响，形成恶性循环。应该注意纠正不良姿势，抬头挺胸，不要弯腰驼背，尽量避免长时间的同一姿势。

3.改善肌力失衡

使用健身球或瑜伽普拉提放松身体紧张的肌肉，并及时进行对称训练，可以改善功能、缓解症状和控制疾病的发展。

4.拒绝做弓头族

长时间保持弓头姿势是最常见的现象，也是脊柱侧凸不可忽视的原因。

十四、痛经

痛经是最常见的妇科症状之一。痛经是指月经前后下腹部发生痉挛性的疼痛、肿胀、腰酸以及其他全身不适，严重影响日常生活和工作。通过病史和局部检查，可以找到痛经的可能原因，从而进行有效治疗。到目前为止，关于痛经的发病机制还没有明确的共识。大多数人认为痛经的发生与子宫因素、内分泌因素、心理因素、遗传因素、生活习惯等密切相关。

你知道吗?

痛经小知识

有研究发现，痛经的女性在经期易出现心烦易怒（71.8%）、忧郁（45.4%）、神经过敏（28.7%）等负性情绪。这些不良情绪会使子宫峡部张力增加而引起痛经。也可因心理失衡引起神经内分泌紊乱而刺激子宫引起痛经。

研究表明，痛经主要发生群体为青春期少女和未婚或未育的年轻妇女。初潮年龄在10～13岁，并发病率较高，说明初潮年龄越小，痛经的发病率越高。国内的抽样调查表明，我国妇女中痛经发生率为33.1%，其中原发性者占53.2%。

（一）发病原因

1.妇科疾病

如盆腔炎、子宫内膜异位症、子宫肌瘤、宫内节育器等都会引起继发性痛经。

2.精神因素

情志失调，肝气郁结，血行受阻。

3.遗传因素

随着遗传学研究的发展，人们发现母亲染色体上有特定的基因将信息传递给第二代女性个体，这使得她们不稳定，容易受到刺激或降低子宫痛阈，容易痛经。

4.生活习惯

目前，大量流行病学数据显示，女性的一些生活习惯与痛经的发生有关。感冒、营养状况、喝咖啡或茶、睡眠不规律、睡眠姿势和情绪是痛经的危险因素。经期受寒受冷，也会诱发或加重痛经。

5.年龄因素

年轻女性在月经初潮时容易痛经，并且痛经程度也较严重。

6.身体因素

月经期过劳、受凉、寒冷和过敏体质也会导致痛经。

7.卫生因素

不注意月经期、怀孕和产褥期卫生，过早地开始性生活且性伴侣过多以及生殖器炎症的人往往会发生痛经。

8.长期吸烟

吸烟者的痛经程度往往比不吸烟者严重，痛经程度往往随着吸烟的增加而增加。这可能是因为经常吸烟导致血管收缩和缺血，导致月经期疼痛。

（二）临床表现

痛经表现可分为原发性痛经和继发性痛经。

1.原发性痛经

青春期很常见。通常发生在月经初潮后1～2年内。疼痛通常在月经后开始。第一次是出现在月经前的12 h，第一天疼痛最明显，持续时间为2～3天。疼痛通常是痉挛性的，通常位于下腹部的耻骨，并可辐射至腰骶部和大腿内侧。

疼痛时可伴有恶心、呕吐、腹泻、头晕、疲劳等症状。严重者，面色苍白，出汗，偶尔发生晕厥和虚脱，无其他异常表现。

原发性痛经可在分娩后自行消失，也可在婚后随年龄增加逐渐消失。

2.继发性痛经

继发性痛经大多是进行性加重。疼痛主要发生在下腹部、腰骶部和盆腔中部。有时会辐射到会阴、肛门和大腿。它经常发生在月经期间，并在整个月经期存在。严重者月经后疼痛无法缓解。

3.月经紊乱

可在月经前后不规则出现，数量少或颜色浅，可伴有痛经。

（三）健康促进措施

1.一般护理

①注意月经期卫生，经常更换卫生巾。

②确保充足的休息和睡眠，适当参加劳动和锻炼，但应避免剧烈运动和过度工作。

③可以在下腹部热敷，如果腹痛，可以喝热的姜汁红糖水。

④戒烟对缓解疼痛有一定的帮助。

2.饮食调理

①痛经时，在月经前应多吃活血化瘀、理气疏肝的药食，如陈皮、大米等。

②月经期要少吃生冷和辛辣等刺激性强的食物，以防加重盆腔充血和炎症，导致子宫肌肉过度收缩，加重痛经。尽量清淡饮食，多吃偏温热性质的食物，如桂圆、当归、羊肉、姜等。

③经期后要多吃滋补食物，如阿胶、黄芪等。

④要多吃富含B族维生素的食物，如粗粮、牛奶、豆类等。

3.心理护理

痛经时可能会出现精神过度紧张，陪同人员应细心、耐心地安慰，消除紧张情绪，保持心情愉快，有助于缓解症状，可更好地配合医生治疗。

4.中医理疗

针灸治疗痛经不仅疗效好、副作用小，而且可以预防痛经的发作。近年来，针灸已被临床医生和护士广泛接受、认可，痛经者经治疗后症状好转，为此，针灸取得较快的发展。针灸可以起到立即止痛的效果。

中医药疗法：根据痛经者的症状，结合中医的望、闻、问、切辨证治疗。

（四）健康保护措施

养成良好的作息习惯，少熬夜。

对于痛经频繁发作者，做好防寒保暖，可在月经前3～5天保暖热敷、口服红糖姜水等，预防痛经发作。

调节心情，适当运动，提高免疫力，可在一定程度上预防痛经发作。

对于继发性痛经者，要及时对症治疗，定期复查。

十五、乳腺增生

乳腺增生是指乳腺在内分泌激素，特别是雌激素和孕激素的作用下，随着月经周期的改变而发生的增生和变性。由于某些原因，内分泌激素代谢失衡，雌激素水平升高，导致乳腺组织过度增生和不完全降解。一段时间后，增生的乳腺组织不能完全消退，则形成乳腺增生。

（一）发病机制

1.流行病学

患者在25～48岁的女性中更常见。近年来，该病的发病率逐年上升，并且发病年龄越来越年轻化。据调查，约70%～80%的女性有不同程度的乳腺增生，因为病因来自内分泌功能紊乱，除了乳房症状外，还可能出现月经不调、脾气暴躁、焦虑、愤怒和出汗等。

2.情志改变

常由于感情不畅、压力过大而加重。长时间压力过大对女性健康不利，有可能在压力过大时导致内分泌水平波动。体内激素水平的影响，会让女性乳腺增生的患病率增高。

3.生活作息

经常熬夜和睡眠不足也会导致乳腺增生，这些不利因素会加重乳腺增生的现有症状。

4.不良生活习惯

不适当的周期性生理活动和不合身的内衣会导致乳腺增生。

5.饮食结构不合理

如高脂肪、高能量的饮食会导致脂肪的摄入过多，饮酒、吸烟等不良生活习惯会诱发乳腺疾病。

6. 药物治疗

长期服用含有雌激素的药物、保健品以及避孕药也是乳腺增生的诱因。

（二）临床表现

1. 乳房疼痛

乳腺痛是临床上常见的第一症状，常为胀痛或刺痛。周期性疼痛多为生理性疼痛，非周期性疼痛的诱因可能是乳腺外疾病。乳房疼痛通常在月经前几天出现或加重，月经后疼痛明显减轻或消失，疼痛也会随着情绪的变化而波动。这种与月经周期和情绪变化有关的疼痛是乳腺增生症的主要临床表现。

2. 乳房肿块

肿块可以发生于一个或两个乳房，单个或多个，通常发生在乳房的外象限和上象限。肿块的形状有斑片状、结节状、条形状、颗粒状等等，其中斑片状较为常见。肿块边界不明显，质地中等或稍硬，活动良好，与周围组织无粘连，常有压痛。

（三）健康促进措施

1. 一般护理

（1）心情

预防乳腺增生，一定要有一个良好的心情，不生气，保持乐观的情绪是乳腺增生最好的防御武器。

（2）饮食改变

预防肥胖，少吃油炸食品、动物的脂肪、糖果等，以及过多的补品，应多吃蔬菜和水果，多吃粗粮。

2. 生活指导

生活要有规律，注意作息时间合理。调节内分泌失调可以减轻乳房的肿胀和疼痛，对预防乳腺增生有一定的作用。

多锻炼，提高免疫力，并禁止滥用含有雌激素的药物、避孕药和美容产品。

3. 心理治疗

心理治疗非常重要。乳腺增生的发生往往与疲劳、生活不规律、精神紧张和压力过大有关。因此，应该消除各种不良的心理刺激。对于心理承受力差的人，更加应该注意保持情绪稳定，缓解生活和工作压力，排除烦恼，心情舒畅，心境平和。

4. 中医中药疗法

中医认为，乳腺增生始于肝郁，然后是血瘀和痰凝。中医治法是疏肝理气，活血化瘀，柔筋散结。柴胡、白芍、香附、橘子叶、丹参和蚯蚓是常用的中药。对于乳腺轻度增生，也可以尝试中医外治法，如针灸、推拿等。

（四）健康保护措施

建立良好的生活方式，调整生活节奏，保持乐观的情绪。坚持体育锻炼，积极参加社会活动，避免和减少心理紧张等因素。

学习和掌握乳房自检方法，养成定期及不定期的乳房自检习惯。自我检查的最佳时间段应是月经后或两次月经中期。这个时候，乳房相对柔软，没有肿胀和疼痛，较容易发现异常；绝经后妇女可以选择在固定的时间内进行乳房自检。自查中如发现异常或不同体征，应及时就医。

每年参加1次乳腺筛查体检。

第二节　常见传染病

【概念】

传染病是由多种病原体引起的一组传染性疾病。传染病是一大类传染性疾病的总称，可以理解为病原微生物感染人体之后产生的疾病，在一定条件下也可能会引起流行病。引起传染病的病原微生物有很多，包括细菌、病毒、支原体、衣原体、真菌等。在人类历史进程中，传染病给人类健康造成了巨大的灾难。

【基本特征】

（一）有特异的病原体

每一种传染病都是由特异的病原体引起的，如：病毒性肝炎由肝炎病毒引起，肺结核由结核杆菌引起。临床上检查出病原体对传染病的明确诊断有重要价值。

（二）有传染性

从宿主排出的病原体通过某种传播途径传播到其他宿主的特性，称为传染性。不同的传染病都有传染期。根据传染病的时间长短，确定隔离时间。消毒、隔离、人工免疫等措施可以降低传染病的传染性。

（三）有流行病学特征

1.流行性

流行性是指传染病在一定条件下在人群中传播的特征。根据其传播程度和广度，它可以分为以下四种类型：

（1）散发性

某一地区某些传染病的发病率与一般疾病的发病水平相同。

（2）流行病

某一地区某些传染病的发病率明显高于当地一般疾病的发病率（通常为3～10倍）。

（3）大流行

大流行指一种传染病在一定时间内迅速传播，影响范围很广，甚至超出国家边界。

（4）暴发

传染病的发病时间在短时间内高度集中（通常在疾病的潜伏期），主要由同一传染源或同一途径引起。

2.季节性

季节性是指受气候影响的传染病，在某一季节发病率逐年增加。例如，夏季和秋季消化系统传染病的发病率很高。冬、春季节，呼吸道传染病的发病率很高。

3.本地和外地

由于地理环境、气候等自然因素以及人们的生活习惯和社会因素的影响，一些传染病的发生仅限于某一地区。这种传染病被称为地方性传染病。外地性是指在国内或该地区不存在，但从国外或其他地方传播的传染病，如艾滋病和霍乱。

【临床特点】

（一）病程发展的阶段性

传染病从发生、发展至恢复有一定的阶段性，一般分为以下四期：

1. 潜伏期

潜伏期是从病原体侵入人体到出现临床症状的一段时间。潜伏期通常相当于病原体定位、繁殖、转移前的整个过程，导致机体组织损伤和功能改变，导致临床症状。传染病潜伏期的长短对传染病的诊断、流行病学调查和检疫周期具有重要意义。

2. 前驱期

前驱期是从发病到出现明显症状的时期，通常持续1～3天，大多数传染病在这段时间具有较强的传染性。临床表现为非特异性，多为头痛、发热、疲劳、肌肉酸痛、厌食等全身症状。急性发作的，没有这个时期。

3. 明显症状期

明显症状期是指前驱期之后疾病的特征性表现期。这种疾病从轻到重达到顶峰之后，随身体免疫的产生进入恢复期。它是最具传染性的，并且容易出现并发症。

4. 恢复期

机体免疫力增强，病原体被清除，体内的病理生理过程基本终止，症状和体征逐渐消失。

（1）后遗症

后遗症指某些传染病在恢复期后身体机能不能恢复正常，常见于中枢神经系统传染病，如流行性乙型脑炎、脊髓灰质炎等。

（2）复发和再燃

进入恢复期后，体温在一段时间内恢复正常，出现初发症状，称为复发，在一定程度上与体内潜伏病原体的繁殖有关。在恢复期，体温没有恢复正常，然后发热，症状缓解后会恶化，称为再燃，这可能与血清病原体清除不完全有关。

【传染病的流行过程】

传染病的流行过程是指传染病在人群中发生、发展和预后的过程。流行过程的发生必须满足三个基本条件：传染源、传播途径和易感人群。如果三者同时存在，传染病将继续传播。

（一）传染源

受感染者是重要的传染源。病原体可通过咳嗽、呕吐、排泄物等方式排出体外，导致病原体传播，使易感者受到感染。

病原体携带者是非常重要的传染源，因为病原体携带者（尤其是慢性病原体携带者）没有症状，但可以排泄病原体。病原体携带者对某些传染病具有重要的流行病学意义。

受感染的动物有一些传染性疾病，这些动物会释放病原体，导致人类疾病。

（二）传播途径

传播途径是指病原体从传染源排出并感染另一个易感者的过程。常见传染病的传播途径有五种：呼吸道传播、消化道传播、接触传播、虫媒传播、血液和体液传播。

1. 呼吸道传播

含有致病微生物的颗粒（≤ 5 μm）通过呼吸道传播，通过气流传播疾病，或带有致病微生物的飞沫核心（5 μm）在空气中短距离（1 m以内）移动到易感人群的口腔、鼻黏膜或眼结膜，导致疾病传播。如肺结核、麻疹、肾综合征出血热等传染病。

2. 消化道传播

易感人群通过食用被病原体污染的饮料和食物而感染。如细菌性痢疾、伤寒等肠道传染病。

3. 接触传播

接触传播是指通过直接或间接接触手和媒介传播病原体。

（1）直接接触传播

直接接触传播指传染源与易感者直接接触，在没有任何外部因素参与的情况下造成的传播。比如性病和狂犬病。

（2）间接接触传播

间接接触传播是易感者通过接触被传染源分泌物或排泄物污染的生活用品而感染，也称为日常接触传播。它可以传播呼吸道传染病和胃肠道传染病。比如手足口病、麻疹等。

4. 虫媒传播

虫媒传播分为机械传播和生物传播。机械传播是指昆虫等媒介携带病原体污染水和食物传播疾病，如蟑螂和苍蝇等生物通过机械传播方式传播伤寒和细菌性痢疾等肠道传染病；生物传播是指吸血节肢动物在患病动物和人之间叮咬和吮吸含病原体的血液传播，比如脑炎，是由蚊子通过这种方式传播的。

5. 血液和体液传播

易感者通过输入被性交期间接触的病原体、血液制品或体液污染的血液而感染。如艾滋病、乙型肝炎等。

此外，还有母婴传播（也称垂直传播）、土壤传播等。

（三）易感人群

易感人群是指对某些疾病或传染病缺乏特殊免疫力的人。当易感人群达到一定水平时，有传染源和相应的传播途径，传染病容易传播。易感人群有儿童、偏远地区人群（常无免疫力）、老年人（免疫力下降）、医源性易感者（长期使用激素及免疫抑制剂等造成患者抵抗力下降）、医务工作者、患免疫缺陷病（如艾滋病）者。人们对传染病的易感性影响着传染病的发生和传播。人越易受感染，传染病就越容易传播。

【传染病分类】

根据《中华人民共和国传染病防治法》，截至2019年11月1日，法定传染病分为甲、乙、丙三类，共40种。

表4-2　法定传染病分类

甲类传染病（2种）	鼠疫、霍乱
乙类传染病（27种）	传染性非典型性肺炎、人感染高致病性禽流感、病毒性肝炎、细菌性和阿米巴痢疾、伤寒和副伤寒、艾滋病、淋病、梅毒、脊髓灰质炎、麻疹、百日咳、白喉、新生儿破伤风、流行性脑脊髓膜炎、猩红热、流行性出血热、狂犬病、钩端螺旋体病、布鲁菌病、炭疽、流行性乙型脑炎、肺结核、血吸虫病、疟疾、登革热、甲型H1N1流感、新型冠状病毒感染
丙类传染病（11种）	流行性和地方性斑疹伤寒、黑热病、丝虫病、包虫病、麻风病、流行性感冒、流行性腮腺炎、风疹、急性出血性结膜炎，以及除霍乱、痢疾、伤寒和副伤寒以外的感染性腹泻病、手足口病。

【上报要求】

传染病报告是传染病早期发现和及时控制的重要保证，必须严格遵守。一旦发现并确认疑似传染病，必须在规定时间内向有关部门报告。确诊或疑似病例应立即隔离治疗。

当疫情报告人发现甲、乙类传染病病例时，人类感染高致病性禽流感和炭疽性肺炭疽（乙类传染病具有高度传染性和危害性，应按照甲类传染病的要求进行报告，并采取相应的防控措施）或疑似病例，并且发现其他传染病且不明原因，应立即填写传染病报告单并报告。专职疫情管理员应在2小时内报告报当地卫生防疫机构。其他乙类传染病、丙类传染病以及疑似者，应于24小时内上报当地卫生防疫机构。

一、新型冠状病毒肺炎

新型冠状病毒肺炎于2020年2月7日被命名，是一种急性传染性肺炎。它的病原体是一种新的冠状病毒。新型冠状病毒可以在复制过程中变异以适应宿主。感染最初会导致肺炎，包括发热、疲劳、干咳，并逐渐导致呼吸困难。它具有人类传播的能力。

（一）流行病学

1.传染源

新型冠状病毒感染者和无症状感染者都是传染源。

2.传播途径

（1）空气传播

新型冠状病毒的感染者进行呼气、咳嗽或打喷嚏等行为时，都有可能造成携带有新型冠状病毒的飞沫进入外界空气。若携带病毒的飞沫体积较大则可能会落地，而体积较小的飞沫可能会在空气中悬浮一段时间，人们无意间经过时，就可能经呼吸道吸入新型冠状病毒而导致感染。

（2）飞沫传播

新型冠状病毒的感染者咳嗽、打喷嚏时喷出的飞沫中都会含有这种病毒，呼吸到这种飞沫就可能会被感染。

（3）接触传播

除直接接触病毒导致感染外，新型冠状病毒的感染者也可能污染门把手、毛巾等物品，健康人群接触后未及时进行彻底消毒清洗，则新型冠状病毒可能经眼、鼻、口等途径进入人体内，导致感染新型冠状病毒。

（4）粪–口传播

如果喝了被病毒污染的水，或者接触了被带有病毒的粪便污染的物品等，也可能会被感染。

3. 易感人群

一般自身免疫力比较低或是患有一些基础疾病的人群，尤其是老年人群，会更容易被感染，新生儿的抵抗力比较弱，也有可能会被感染。

（二）临床表现

1. 一般表现

新型冠状病毒肺炎一般无明显的前兆。世界卫生组织（WHO）将嗅觉或味觉丧失列为新型冠状病毒感染的新症状。在感染新冠病毒后的初期，也可能无任何明显症状，常见发热、干咳、乏力，但除此之外，因存在个体差异，还可出现肌肉疼痛、胸闷、咽痒、咽痛、鼻塞、流鼻涕、腹泻、味觉异常等症状，但这些症状缺乏特异性，可见于众多疾病，并非新冠肺炎所独有，因此，很难自行通过症状鉴别是否感染。当出现前述表现，并且认为自己既往有接触新冠病毒感染者的可能性时，应尽早到定点医疗机构发热门诊进行相关检查以明确诊断。

2. 分型表现

本病分型不同，表现不同，可分为轻型、重症、危重。

（1）轻型

表现为低热、轻度疲劳、嗅觉和味觉障碍，无肺炎。

（2）重症

呼吸困难通常发生在发病一周后。

（3）危重

可迅速发展为急性呼吸窘迫综合征、休克、器官衰竭等。极少数还可有肢端缺血性坏死等表现。

3. 多系统表现

本病除分型不同外，还可出现多系统表现：

（1）嗅觉和味觉变化

第一个症状是嗅觉和味觉的减少或丧失，嗅觉丧失是一种潜在的筛查症状，有助于发现疑似病例或指导检疫防护。

（2）消化系统症状

新型冠状病毒感染者可表现出多种消化系统症状，这需要引起高度重视，及早识别，并做好相应的防护、消毒工作。

（3）眼部症状

主要症状为眼痛、眼痒、流泪、眼分泌物多、结膜充血、结膜水肿。眼部症状可出现在发热或呼吸道症状前1～7天，也可出现在发热等症状后。

（4）神经系统症状

重症新冠肺炎更易发生缺血性卒中，而卒中的发生可能会进一步导致不良预后，部分可死于卒中。

（5）皮肤表现

皮肤表现主要存在于躯干和四肢。在新型冠状病毒肺炎早期皮肤表现中，红斑、丘疹是最常见的，包括瘀点、瘀斑、紫癜、冻疮外观等。

（6）心理行为

新型冠状病毒肺炎晚期可能导致创伤后应激障碍。新型冠状病毒肺炎的暴发是突发性公共卫生危机，它不仅威胁人类的健康，而且给人们带来了心理上的冲击，从而引发了一系列心理、行为和社会问题。

（三）健康促进措施

1.隔离与消毒

一旦被感染，立即进行上报，送到隔离点。立即用含氯消毒剂对周围环境进行消毒。在使用含氯消毒剂时，不能同时使用其他的消毒剂，以免使人体中毒。

2.一般护理

要保证充足的睡眠，避免熬夜。

不要吃野生动物（如野味）。家禽、肉类和蛋类在食用前应彻底煮熟；注意营养，避免偏食，多食新鲜的蔬菜和水果以及大米、面粉、杂粮等。要按时按量用餐，避免暴饮暴食。

积极锻炼，控制体重，适度运动也有助于提高免疫力。

3.心理护理

随着确诊病例不断增加，难免会产生焦虑感，可采取以下措施：

（1）从正规渠道获取信息

关注国家卫生健康委官网、中国疾控中心或地方疾控中心官方平台和媒体发布的信息，正视所发生的事件。

（2）关注信息内容

正确、合理地关注焦点及渠道，避免道听途说，避免让自己更让身边的人恐慌。

（3）寻求专业人员帮助

若出现恐惧、紧张、焦虑、失眠等情绪，又无法自我调节，可通过心理援助热线、网络平台咨询，努力用正确积极的心态面对。

（四）健康保护措施

1.控制传播途径

（1）控制传染源

发现新冠病毒感染者或疑似者立即上报，对相关人员立即进行隔离，进行大面积消杀工作。

（2）切断传播途径

尽量减少不必要的外出，不聚集，勤洗手，保持社交安全距离。

（3）保护易感人群

积极响应国家号召，及时接种新冠疫苗。

2.生活指导

（1）保持良好的卫生和健康习惯

保持良好的个人卫生及环境卫生。不随地吐痰，口鼻分泌物必须用纸巾包好，扔在有盖垃圾箱内。

（2）配备物品及消毒用品

配备温度计、医用外科口罩或N95口罩、家用消毒用品和其他防护材料。

（3）通风和清洁

房间应该每天都打开窗户进行通风，保持室内空气新鲜。用清水擦拭桌面、扶手、门把手、水龙头等和其他易于用手触摸的物品。如果需要消毒，应尽可能选择简单有效的物理方法。

（4）个人防护和手卫生

外出时戴医用外科口罩或N95口罩，尽量减少到封闭的公共场所和空气流通不良的拥挤场所。始终保持双手清洁，用洗手液或肥皂洗手。

3.健康监测与就医

主动监测个人和家庭成员的健康。当他们感到发热时，主动测量他们的体温。

当出现发热、咳嗽等呼吸道感染症状时，应及时就医。在就医时，应主动告诉医生自己的相关情况和发病后接触过的人。

二、肺结核

肺结核是一种慢性传染病，由结核分枝杆菌引起。肺结核属于常见疾病，主要病理过程为结核结节、浸润、干酪样改变和空洞形成。肺结核是慢性疾病，主要表现为长期持续性低热、咳嗽、咯血等症状。结核病除肺部感染以外，还可感染骨关节、皮肤、泌尿生殖系统、淋巴结、浆膜腔、肝脏等多种脏器和组织。早期诊断、正规治疗肺结核大多能痊愈。

你知道吗？

结核杆菌小知识

结核杆菌侵入人体以后引起的结核病是一种具有强烈传染性的慢性消耗性疾病。它不受性别、种族、职业、地区、年龄的影响，均可感染。

其致病作用可能与细菌在组织细胞内顽强增殖引起的炎症反应以及诱导机体产生迟发性变态反应性损伤有关。结核杆菌通过呼吸道、消化道和破损的皮肤、黏膜进入机体，侵犯各种组织、器官，引起相应器官的结核病。

结核杆菌对某些理化因子的抵抗力较强，可在干痰中存活6～8个月，若黏附于尘埃上，可保持传染性8～10天。结核杆菌在强酸强碱溶液中能耐受30 min，但对湿热、紫外线、酒精的抵抗力弱。结核杆菌在液体中加热到62～63 ℃15 min，或直射日光下2～3 h或在75%的酒精中，数分钟即死亡。

（一）流行病学

1.传染源

开放性肺结核患者有感染源排泄，其中痰涂片阳性肺结核患者的感染性最强。

2.传播途径

空气传播是肺结核传播的主要方式，正在进行治疗的结核病患者咳嗽、张嘴和打喷嚏，甚至他们大声说话时，结核分枝杆菌都会飘浮在飞沫里传播，当这些污染的空气被健康人群吸收后，会引起感染；干燥痰液中含有的结合分枝杆菌也会伴随着尘埃的吸入引起感染；食用携带病毒的全脂牛奶，会同时感染肠道；但通过母婴传播及皮肤伤口感染是罕见的。

3.人群易感性

大多数人均易感染，结核病的发病人群多为老年人、青春期晚期及1岁以下的婴幼儿；结核病在糖尿病、过度劳累、妊娠及恶性肿瘤等情况时易诱发；

结核病好发于免疫抑制状态下，如器官移植、艾滋病等。

4.流行特征

具有城乡差别，城市患病率低，农村高发。东部地区少发，中部或西部地区高发。地域差别大，90%的结核病患者聚集于发展中国家，欧美国家发病率比较低。

（二）临床表现

1.全身相关症状

轻度发热是身体各部位结核最常见的症状。肺结核起病缓慢，长期低热，主要发生在中午和整夜，伴有头晕、疲劳、自发出汗、食欲急剧下降、体重减轻等。伴随病程的发展可出现明显的突然高热、严重咳嗽、胸闷和胸痛以及全身极度虚弱。结核性风湿病一般表现为关节发红、肿胀、疼痛和下肢结节性红斑。

2.呼吸系统症状

以严重咳嗽、咳痰、咯血和胸痛为主要症状。最常见症状是咳嗽，通常咳嗽是轻微的，干咳伴有少量液体痰分泌。可能会出现不同程度的咯血。

3.其他系统表现

（1）淋巴结结核

淋巴结以无痛性淋巴结病为主，可有坏死、液化、破裂等。

（2）结核性心包炎

呼吸困难、心前区疼痛等。

（3）结核性脑炎

有呕吐、头痛、思维和意识障碍等多种表现。

（4）结核性腹膜炎

发热、腹痛、腹胀和腹壁揉捏感。

（5）肠结核

常见于盲肠，以体重减轻、腹泻、便秘和腹部肿块为特征。

（6）肾、尿路和膀胱结核

排尿疼痛；脓尿；尿急、尿频、尿痛。

（7）肝脾结核

以发热、体重减轻、肝脾肿大、贫血为常见表现。

（三）健康促进措施

1.隔离与消毒

一旦被感染，采取呼吸道隔离，其所住房间早、晚各通风30 min，每天用紫外灯照射30 min，餐具、水杯要煮沸消毒15 min，被褥要定期曝晒，每次6 h，毛巾、衣物等可在阳光下曝晒后清洗，家庭中可使用过氧乙酸、84消毒液等进行消毒，稀释后擦拭地板、墙面、家具等。痰液要用纸巾包好后装入带盖的容器中，统一收集、焚毁。

2.一般护理

（1）休息

症状明显者，如有咯血、持续性高热等严重结核病的典型症状，或结核性胸膜炎并且伴有大量胸腔积液，需卧床休息。

在综合康复期，可以适当增加一系列户外活动，如散步、太极拳、颈椎锻炼等。加强体育锻炼，充分刺激人体细胞的自我恢复，增强身体内部环境的抗病能力。

轻度患者可以正常工作，但应避免疲劳和繁重的体力劳动，保证充足的睡眠和休息，合理安排作息时间。

（2）饮食

制订全面的饮食和营养计划：提供高热量、高营养、高维生素和易于消化的饮食；每天摄入足够的新鲜蔬菜和水果以补充维生素；少量多餐。

3.用药护理

积极主动配合治疗，严格按照医嘱服药，切勿漏服。

注意药物不良反应　在关注药物的治疗效果时，出现不良反应的可能性很小。如有巩膜黄染、肝痛、胃肠不适、头晕、耳鸣等不良反应，应及时向医生报告。不要自己停药。大多数不良反应在治疗后可以完全消失。

4.心理调适

此病患者的心理特点是抑郁、悲伤、寡言和敏感情绪极不稳定，亲友要及时给予关怀和支持。

（四）健康保护措施

1.控制传播过程

（1）控制传染源

加强预防控制知识的普及宣传。做到早发现、早诊断、早治疗。

（2）切断传播途径

带细菌的痰应反复消毒，并在后续处理后丢弃；纸巾焚烧后，用自来水冲洗接触痰液的手；生活用具曝晒6 h以上。

（3）保护易感人群

新生儿应及时接种卡介苗；对免疫抑制状态、儿童和青少年可酌情服用预防性药物；密切接触者应进行每月2次的相关检查，必要时进行预防性治疗。

2.生活指导

注意个人卫生，禁止随地吐痰；不要面向他人咳嗽或打喷嚏；戒烟戒酒；确保营养的供应；安排合理休息，尽量避免疲劳；尽量减少负面情绪波动和呼吸道疾病感染；尽可能长时间保持通风和干燥，以促进身体保持健康，提高抵抗慢性病的综合能力。

3.用药指导

重点强调规律、全程、合理治疗的重要性，按时、定量服药，按照医嘱制订服药计划和方法。

4.定期复查

定期复查胸部X射线和肝、肾功能，掌握治疗方案的效果和病情的明显变化。

知识拓展

世界防治结核病日

1995年年底，世界卫生组织（WHO）将每年3月24日作为世界防治结核病日（World Tuberculosis Day），是为了纪念1882年德国微生物学家罗伯特·科霍向一群德国柏林医生发表他对结核病病原菌的发现，以提醒公众加深对结核病的认识。

“世界防治结核病日”主要的目的是动员公众支持加强在全球范围的结核病控制工作，使人类历史上最大的杀手——结核病能得到及时诊断和有效治疗。

三、艾滋病

艾滋病是获得性免疫缺陷综合征英文首字母（AIDS）的缩写。它是一种由人类免疫缺陷病毒（HHV，又称HIV）引起的慢性传染病。HIV主要侵入和破坏辅助性T淋巴细胞（简称$CD4^{+}$T淋巴细胞），导致人类免疫功能受损甚至缺陷，并伴有机会性感染和肿瘤。它属于乙类传染病，传播速度快、起病慢、死亡率高，需要严格管理。

你知道吗？

艾滋病病毒从哪里来？

科学家检查了200只非洲绿猴，其中有70%带有类似艾滋病的病原体。由于绿猴具有健全的免疫系统和较强的免疫力，它们虽带有病毒却能安然无恙。据说当地非洲人有吃猴的习惯，很可能是他们在杀猴时，因接触猴血而受到传染，或者在饲养和捕捉猴子时遭咬、抓，造成皮肤损伤，使这种病原体乘机进入人体。

科学家们认为，大约在20世纪60年代，这种病原体进入人体后，闯过了人体的免疫防线，逐渐演变成艾滋病病原体。从20世纪70年代开始，这种病毒在人体内扎根，并在非洲广泛流传。到20世纪80年代，艾滋病已经扩散到世界各地了。

（一）流行病学

1.传染源

艾滋病病毒感染者和艾滋病患者是艾滋病的唯一传染源。窗口感染者也是主要感染源。

2.传播途径

（1）性接触传播

性行为，无论是同性恋、异性恋还是双性恋，均可使HIV进入被感染者的血液。HIV感染者或艾滋病患者70%以上均由性接触传播，所以性接触传播是主要的传播方式。

（2）血液传播

HIV感染者或艾滋病患者血液HIV水平非常高，少量被HIV污染的血液通过受损的皮肤和黏膜进入人体会导致感染，如输血或血制品、注射（静脉药瘾者）、手术、针刺、拔牙、介入性医疗程序、共用剃须刀等都可能导致感染。

（3）母婴传播

受感染的孕妇可以通过胎盘将艾滋病病毒传播给胎儿。唾液、乳汁和其他体液中含有艾滋病病毒，可经分娩、哺乳传播。

3.人群易感性

人群通常易感，而且主要是青壮年。高危人群为与HIV感染者或艾滋病患者、男同性恋者、性滥交者、静脉吸毒者、多个献血者或血液制品有密切接触者。

4.流行特征

这种流行病正在从高危人群蔓延到所有人群。在中国，HIV感染通过性接触广泛传播。发病率正在下降。

（二）临床表现

根据我国的《艾滋病诊断和治疗指南》（2011年版），艾滋病分为以下三个阶段：

1.急性感染期

首次感染HIV后2～4周出现发热，伴有不适、头晕、喉咙痛、食欲不振、恶心、呕吐、腹胀、肌肉痛、关节痛、皮疹、淋巴结肿大和脑神经系统症状。它很容易与感冒混淆，症状持续1～3周。血清中可以检测到HIV RNA，但未检测到HIV免疫球蛋白。目前，该疾病正处于艾滋病的窗口期（从HIV进入人体，并且可以在外周血中准确检测到HIV抗体）。$CD4^{+}T$淋巴细胞暂时减少。窗口期通常暂定为3个月。

2.无症状期

在无症状期，没有明显的临床症状和体征，血清中HIV抗体呈阳性，即感染者。一般来说，这一时期持续6～8年或更长时间。时间长短不同，这与许多其他因素有关，如感染病毒的总数和感染的主要方式，人体免疫功能与补充性营养，个人自己的清洁卫生条件和生活习惯。通过直接复制，$CD4^{+}T$淋巴细胞在人类疾病的免疫系统中逐渐增多并受损。

3.艾滋病期

在感染后的第三阶段，临床表现为HIV相关症状、机会性感染、肿瘤。

（1）HIV相关症状

发热、盗汗、腹泻、体重减轻等全身症状持续1个月以上。精神和神经症状，如思维能力衰退、个性改变、精神冷漠、智力迟钝或癫痫发作。全身淋巴结肿大持续3个月以上，无痛且无粘连。

（2）各类机会性感染

①呼吸道感染

由肺孢子虫、念珠菌和隐球菌引起的肺组织感染。卡波西肉瘤也常侵犯肺部，但肺孢子虫肺炎是最常见的，以同质性肺炎为表现形式。

②中枢神经系统感染

新型隐球菌脑膜炎、各种病毒感染、病毒性脑炎等。

③消化系统感染

白色念珠菌感染很常见。如口腔中的鹅口疮、舌头上的毛状皮肤白斑等。

④皮肤感染

通常以带状疱疹、传染性软疣等为主要表现。

⑤眼部感染

常出现巨细胞病毒和弓形虫视网膜炎。

（3）肿瘤

恶性淋巴瘤、卡波西肉瘤。

（三）健康促进措施

1.隔离与消毒

一旦被感染，实行接触隔离，隔离至HIV转阴。无症状HIV感染者HIV不易被清除，终身具有传染性，要终身接触隔离。用10%的次氯酸浸泡患者用过的物品，用0.2%的次氯酸和其他消毒剂对家具和地板进行消毒，并严格消毒患者的排泄物、被患者血液和体液污染的物品。

2.一般护理

（1）休息

HIV感染者可正常工作、生活和适当运动。急性感染期患者和艾滋病期患者要隔离治疗，卧床休息，避免劳累。

（2）饮食

提供高热量、高蛋白质和高维生素的易消化饮食，以增强抵抗力。少量多餐。

3.用药护理

（1）提高治疗依从性

严格遵医嘱服药。

（2）注意相关药物的不良反应

①肠道不良症状

多以食欲不振、恶心、呕吐、腹部不适等为主要表现。

②中枢神经系统症状

多以头痛、多梦、四肢麻木、疼痛等为主要表现。

③皮肤皮疹

服用非核苷类药物者。

④重度不良反应

中毒性肝病、急性胰腺炎等。

如有不良反应，应及时告知医生，并按照医生的指示进行相应处理。

4.心理调适

艾滋病病程长、预后差，易产生焦虑、恐惧、抑郁心理，亲友要及时给予关怀和支持。

（四）健康保护措施

1.控制传播过程

（1）控制传染源

发现HIV感染者尽快报告，严禁HIV感染者和患者参与献血、捐精、器官捐献等活动。

（2）切断传播途径

倡导科学安全的性行为，正确使用避孕套。注意卫生，做好健康防护。做好产前、产后干预，防止母婴传播。

（3）保护易感人群

目前，预防艾滋病的疫苗尚在研制中。

2.生活指导

感染者应注意不与他人共用牙具、剃须刀、注射器等。到正规场所美容、针刺、纹眉、打耳洞等，杜绝吸毒。

3.用药指导

目前，根据医嘱制订服药计划、服药方法。

4.定期复查

定期复查，一旦发生机会性感染的表现，及时就诊。

知识拓展

红丝带，爱的标志

20世纪80年代末，人们视艾滋病为一种可怕的疾病。美国的一些艺术家们就用红丝带来默默悼念身边死于艾滋病的同伴们。在一次世界艾滋病大会上，艾滋病病毒感染者和艾滋病患者齐声呼吁人们对他们要多一些理解，此时，一条长长的红丝带被抛向会场的上空，支持者们将红丝带剪成小段，并用别针将折叠好的红丝带标志别在胸前。后来，许多关注艾滋病的爱心组织、医疗机构、咨询热线纷纷以“红丝带”命名。红丝带逐渐成为呼吁全社会关注艾滋病的防治问题、理解关爱艾滋病病毒感染者及艾滋病患者的国际性标志。每年的12月1日是国际预防艾滋病日。

四、病毒性肝炎

病毒性肝炎是由多种肝炎病毒引起的系统性传染病，主要损害肝脏。迄今为止，根据病因，有五种不同类型的肝炎病毒：甲型肝炎病毒、乙型肝炎病毒、丙型肝炎病毒、丁型肝炎病毒和戊型肝炎病毒。每种类型的肝炎临床表现相似，主要表现为厌食、疲劳和转氨酶异常；在某些临床病例中可能会出现病理性黄疸。甲型肝炎病毒和戊型肝炎病毒的主要传播途径是粪-口再传播，通常表现为急性感染；其他三种类型大多为慢性同时感染，少数临床病例可发展为肝癌或肝细胞癌，有效的传播主要是通过胃肠道以外的其他渠道，如血液和精液。

知识拓展

什么是“大三阳”和“小三阳”？

	HBsAg（表面抗原）	抗HBs（表面抗体）	HBeAg（E抗原）	抗HBe（E抗体）	抗HBc（核心抗体）
大三阳	+		+		+
小三阳	+			+	+

（一）流行病学

甲型肝炎

1.传染源

没有其他病毒携带状态，传染源为急性期患者或隐性感染者。

2.传播途径

主要传播途径为粪-口传播。饮用水源、蔬菜、食品、玩具等被粪便污染可导致流行病。水和食物污染可能导致暴发性流行病。例如，1988年的流行病是因为食用了被动物粪便污染影响且未煮熟的蛤蜊造成的。甲型肝炎其中大多数是散发性的。输血后的甲型肝炎罕见。

3.人群易感性

未感染甲型肝炎病毒的人群易感。6个月以内的婴儿因其母亲的抗HAV抗体从而不会被感染，然而，6个月后，血液中的抗HAV抗体逐渐消失，变得容易感染。目前，我国学龄前儿童、儿童和青少年感染主要是隐性感染。其患病率与生活条件、健康习惯和教育水平密切相关。农村地区的患病率高于城市，发展中国家的患病率高于发达国家。感染后，可以获得持久的疾病免疫，随着社会的发展和健康状况的改善，感染年龄逐渐向后推移。

4.流行特征

存在区域差异，农村高于城市，北部略高于南部，西部高于东部；存在性别差异，男性较高于女性；多以发散型传播为主；无明显季节性；与家庭聚会、母婴传播和日常生活接触有关；婴儿感染很常见。

乙型肝炎

1.传染源

病毒携带者及急/慢性乙型肝炎患者均为主要传染源。急性期患者在潜伏期结束时和急性期具有较强的传染性。慢性病患者和病毒携带者作为传播途径，最重要的意义在于，传染性与体液中HBV DNA的含量成正比。

2.传播途径

（1）母婴传播

包括宫内感染，主要通过胎盘传播，可能与妊娠期间胎盘细微分离密切相关；围产期传播或分娩传播是母婴传播的主要方式。婴儿被感染是因为受损的皮肤表面或黏膜接触到母亲的血液、羊水或阴道分泌物，产后传播主要是由于母亲婴儿之间的密切接触。

（2）血液和体液传播

血液中HBV的含量非常高。少量的人类血液被污染后迅速进入人体，可能会导致感染，如紧急输血和血液制品、注射药物、手术、针灸、共用剃须刀和牙刷、血液透析和器官移植。

3.人群易感性

所有乙肝抗体阴性者均易感。幼儿感染HBV的风险最大；反复输血和血液制品、母亲是HBsAg的阳性新生儿、HBsAg阳性患者家属、血液透析患者、多个性伴侣者、静脉注射吸毒者和接触血液的医务人员等为高危人群。感染或接种疫苗后携带抗-HBS的人具有免疫力。

4.流行特征

其流行特征与甲型肝炎相同。

丙型肝炎

1.传染源

急/慢性患者和无症状病毒携带者均为传染源，其中慢性病患者和病毒携带者作为传染源具有更重要的意义。

2.传播途径

与乙型肝炎相似，但传播比乙型肝炎更为有限。肠外途径是主要传播方式。

（1）母婴传播

4%～7%的概率由丙肝病毒阳性母亲传播给新生儿。

（2）血液和体液传播

血液和体液传播曾经是主要的传播途径，但随着常见疾病筛查方法的逐步改进，这种传播方式得到了更明显的控制。

（3）注射、针头刺伤、骨髓移植、血液透析和器官移植

如静脉药物注射、使用非一次性注射器和针头等。

（4）生活密切接触传播

3.人群易感性

人类普遍容易感染HCV。

丁型肝炎

丁型肝炎传播的来源和途径与乙型肝炎相似。在与HBV同时或重叠的情况下，特定的感染形式始终存在。目前，我国西南地区的患病率较高。人类通常容易感染HDV。抗HDV不是一种保护措施，而是一种特异性抗体。

戊型肝炎

戊型肝炎的来源和传播途径与甲型肝炎相似，并具有以下特点：粪便污染是该病的主要暴发原因，其散发原因多由不洁饮食所致；隐性感染很常见，显性感染常发生在成人身上。

慢性HBV感染患者或晚期孕妇感染HEV的病死率非常高；春、冬季高发；抗-HEV药物大部分在短时间内消失，少数持续1年以上。

（二）临床表现

1.急性肝炎

（1）急性黄疸性肝炎

该病起病急性，伴有寒战、发热、疲劳、厌食、恶心，甚至呕吐等，约1周后，尿液呈棕红色，角膜缘和皮肤再次出现病理性黄疸后，肝脏和脾脏可扩张，肝脏区的触摸和撞击疼痛更为明显。大约2～3周后，黄疸逐渐减轻，精神状态好转，食欲、病情好转，肝肿胀逐渐减轻，病程约为1～2个月。

（2）急性无黄疸性肝炎

起病缓慢，症状相对较轻，大部分不发热。在疾病阶段没有黄疸。其他不良症状和躯体症状与急性肝炎相似，但发病率很高，占急性肝病总数的70%。

2.慢性肝炎

（1）慢性持续性肝炎

它起源于急性肝炎，发展超过半年，但病情没有明显改善。它仍伴有厌食、肋间疼痛、疲劳、肝肿大、肝脏周围疼痛等。

（2）慢性活动性肝炎

病程长达1年，症状、临床体征及肝功能检查异常较明显。主要症状为乏力、食欲不振、腹胀、肝痛等，伴有肝病面容、肝掌、蜘蛛痣、黄疸、肝硬、脾肿大等体征。治疗后，一些患者的病情可以恢复正常或稳定，而一些患者的病情继续恶化，进一步发展为坏死性肝硬化。

3.重症肝炎

（1）急性重症肝炎

突然高烧，黄疸迅速加深，肝脏进一步萎缩，伴有明显的肝脏异味，肝功能明显下降，常伴有出血或出血倾向、腹水、下肢水肿等以及意识障碍和狂躁等精神相关症状，随后立即进入肝昏迷状态，不及时治疗可能导致死亡。

（2）亚急性重症肝炎

发病初期与肝炎类似，经过2～3周治疗后病情不见减轻，却逐渐加重，常伴有明显的疲劳、厌食、相当严重的腹胀、腹痛、尿少、严重黄疸、非常明显的再出血倾向和腹腔积液，晚期将会出现中枢神经系统功能障碍症状，同时出现昏迷，常在发病后2～12周死亡，一部分患者发展为坏死性肝硬化。

（三）健康促进措施

1.隔离与消毒

甲型肝炎和戊型肝炎的消毒隔离：按肠道传染病隔离3～4周；乙型肝炎、丙型肝炎和丁型肝炎：按血源性传染病和接触性传染病隔离；有效预防母婴传播，对新生儿最合适的预防措施是乙肝疫苗加高价乙肝免疫球蛋白注射。

2.一般护理

（1）休息

合理的休息可以减轻肝脏的沉重负担，有利于肝功能的恢复。急重症患者应卧床休息，当黄疸消退、肝功能改善时，可以逐渐开始进行适当活动。如果患者处于慢性期或病情持续，应卧床休息或根据病情进行适当的活动。

（2）饮食

急性肝炎患者应给予适当的热量、清淡和美味的饮食，待其食欲好转后，应给他们提供营养丰富、易于消化、刺激性较小的食物，多吃水果，多喝水，避免吸烟和饮酒，避免生冷食物；慢性肝炎病人应确保有足够的热能、各种维生素和碳水化合物，少吃多餐、不要吃得太饱，以免影响消化和吸收；对于腹水量大的患者，吃低盐或无盐饮食，糖尿病或肥胖症患者不应食用高糖、高热量饮食，以避免脂肪肝。

3.用药护理

（1）提高治疗依从性

严格遵医嘱服药。

（2）应注意药物不良反应

一旦发生不良反应及时通知医生，并按照医生的建议进行相应处理。

4.心理调适

做好心理疏导工作，彻底消除思想负担，树立必胜信心。

（四）健康保护措施

1.控制传播过程

（1）控制传染源

肝炎患者和病毒携带者是唯一的感染源。急性病人应隔离治疗直到侵入病毒全部消失。对献血的志愿者应进行严格的医学筛选，不合格者不能参加献血。

（2）切断传播途径

①甲型肝炎和戊型肝炎

注意环境卫生和个人卫生，加强粪便及水源管理、食品卫生和餐具消毒，防止疾病经口进入。

②乙型肝炎、丙型肝炎和丁型肝炎

应严格按照餐具消毒和食品卫生制度进行管理。洗浴、美容、美发等公共用品应当按照规定进行消毒，养成良好的个人卫生习惯，尽量使用一次性用品，加强血液制品管理，采取主动免疫和被动免疫，阻断母婴传播。

（3）保护易感人群

①甲型肝炎

中国目前使用的甲型肝炎疫苗有两种，即纯化甲型肝炎灭活疫苗和甲型肝炎减毒活疫苗。减毒活疫苗价格不高，保护期可长达5年，但存在疫苗稳定性差的弱点。冻干减毒活疫苗因其灭活疫苗抗体滴度高而具有20年以上的保护期。甲型肝炎患者密切接触的易感人群可以使用人类丙种球蛋白进行被动免疫预防。接种时间越早越好，可在2～3个月内具有免疫作用。

②乙型肝炎

乙肝疫苗接种是我国预防和控制乙肝疫情最重要的措施。所有易感人群都需要接种，新生儿应该进行普遍接种，密切接触HBV感染者、医务人员、同性恋者、吸毒者等高危人群以及从事儿童保育、食品加工和餐饮服务的职业群体也是主要的疫苗接种目标人群。乙型肝炎免疫球蛋白（HBIG）属于被动免疫，它是从人类血液中提取和制备的，主要用于母亲感染HBV的新生儿和接触HBV的人，尽早注射，注射后具有约3个月保护期。

③戊型肝炎

“重组戊型肝炎疫苗（大肠杆菌）”由中国著名专家夏宁绍教授研制，该研究小组历经14年得以成功研制，2012年获得国家一级新药证书，成为世界上第一个用于预防戊型肝炎的疫苗。

截至今日，仍然缺乏针对丙型肝炎和丁型肝炎的特异性免疫预防措施。

2.生活指导

注意不与他人共用牙具、剃须刀、注射器等。到正规场所美容、针刺、纹眉、打耳洞等，杜绝吸毒。

3.用药指导

根据医嘱制订服药计划、服药方法。

4.定期复查

应持续随访复诊病毒性肝炎，尤其是慢性肝炎。通常，肝功能检查正常后3个月内每半月检查1次肝功能，3个月后每月复查1次，半年后每年复查2次。当疲劳乏力、恶心呕吐、尿黄、皮肤黄、巩膜染色等症状出现时，必须及时就医。

知识拓展

甲型病毒性肝炎与乙型病毒性肝炎的区别

类型	病毒	传播途径	人群易感性	主动免疫
甲型病毒性肝炎	(HAV)属RAN病毒科	粪-口途径传播	感染后获终身免疫力	甲型肝炎减毒活疫苗
乙型病毒性肝炎	(HBV)属DNA病毒科	血液传播为主	人群对HBV普遍易感	乙肝疫苗

五、水痘

水痘是一种急性呼吸道传染病，由水痘-带状疱疹病毒首次入侵引起，属于皮疹性疾病，也是常见疾病之一。近年来，中国该病的发病率一直在上升，尤其是在春季和冬季，它经常在学校、托儿所和其他婴幼儿聚集的地方流行。

你知道吗？

水痘一生出几次？

水痘一生只出一次，自然感染后可以获得终身免疫，不再出现，但是潜伏在体内的病毒，日后如果免疫功能低下可以激活，引起带状疱疹。

（一）流行病学

1.传染源

水痘患者是唯一的感染源。水痘感染者的上呼吸道和疱疹皮疹液中通常存在该病毒。从疱疹发病前1～2天到完全结痂，具有一定的传染性。易受感染的儿童在接触带状疱疹患者后也很可能患水痘。

2.传播途径

呼吸道飞沫和直接接触是主要的传播途径，也可能通过接触受病毒污染的用具传播。

3.人群易感性

水痘传染性极高，人们通常容易感染水痘。

4.流行病学特征

90%的易感儿童在接触后会生病，6个月以下的婴儿很少被感染。孕妇感染水痘时，胎儿也极可能被感染。恢复后，可以有持久的免疫力。继发感染的发生率罕见，但未来可能会发生带状疱疹。水痘可能全年发生，主要发生在冬季和春季。由于学校人口密集，学生也属于高发人群。

（二）临床表现

水痘潜伏期通常为10～24天，一般为14～16天。典型的水痘分为以下两种类型：

1.前驱期

婴儿通常没有症状或症状轻微。一般来说，皮疹是在低热和全身不适的同时出现的。儿童和成人可能会出现寒战、头痛、咳嗽、恶心、疲劳、喉咙痛、食欲不振等症状，持续1～2天。

2.出疹期

皮疹首先在躯干和头部出现，然后逐渐向面部和四肢扩展。一开始，它是一个红斑，逐渐变成丘疹，几小时后发展成疱疹。为椭圆形，直径为3～5毫米，周围有红色光环，疱疹壁薄、容易破裂；皮疹内的液体是透明的，随后逐渐变得浑浊；通常伴有瘙痒。1～2天后，疱疹开始干燥，中心部结痂形成，红晕消失。1周左右，痂壳逐渐脱落，愈合后没有疤痕。如果发生继发感染，会形成脓疱，因此，结痂和清除结痂的时间会延长。水痘皮疹的分布是向心的，躯干较多，头、脸和四肢相对较少，手掌和脚底较少。在一些人中，疱疹可出现在口腔、喉咙和眼结膜等黏膜中，破裂后形成溃疡。水痘皮疹成批出现，因此，黄斑丘疹、水疱和痂会同时出现在同一个地方。晚期的斑丘疹在没有发展成水疱时可以消退。水痘主要是一种自限性疾病，可在大约10天内自行治愈。

水痘的典型症状可以称为“三代同堂”：“一代”仅有一点小红点；“二代”的稍大；“三代”的有绿豆般大小。

（三）健康促进措施

1.隔离与消毒

早期隔离。出疹期间宜隔离治疗。暴露于水痘疱疹液的衣服、被褥、毛巾、敷料、玩具和餐具应清洁并干燥、煮沸消毒，不得与健康人共享。同时，应该经常更换衣服和被子以保持皮肤清洁。

2.一般护理

①发热期卧床休息。

②提供易于消化、营养丰富的饮食，如绿豆汤等粥类，多吃蔬菜、水果，补充维生素，避免油腻食物、姜、辣椒、鱼虾、牛羊肉类等。多饮白开水补充水分。

③定期打开窗户，同时房间通风要注意避免感冒。尽量保持房间阳光充足。

④皮疹后持续高热、咳嗽、喘息、呕吐、头痛、易怒或嗜睡，如有惊厥，应及时送医院治疗。

⑤避免用手抓挠疱疹，尤其是脸上，以防止疱疹被抓挠而引起化脓性感染。如果病变严重受损，可能会留下疤痕。剪短指甲，保持双手清洁。

3.用药护理

①严格遵医嘱用药。

②疱疹未破，可用炉甘石洗剂涂抹，可止痒、促进疱疹结痂。

③疱疹破后，可涂抹甲紫、阿昔洛韦等抗毒素软膏，还可红外线照射促进疱疹变干、结痂。

（四）健康保护措施

1.控制传播过程

（1）控制传染源

发现水痘早期隔离，出疹期间不串门，不外出。

（2）切断传播途径

①空气传播

定期打开窗户通风。如果条件允许，可以使用紫外线进行消毒，每天2次，每次半小时。

②接触传播

使用过的床上用品和用具应在阳光下曝晒、煮沸或用84消毒液进行消毒。

（3）保护易感人群

接种疫苗可以有效地预防疾病。通过加强体育锻炼和适当增加营养，从而提高人体的疾病预防能力和抵抗力。

2.生活指导

养成良好的个人卫生习惯，勤洗手、勤晒被褥、勤换内衣、勤洗澡。

3.自查

自查躯干部分有无丘疹、皮疹出现。

知识拓展

水痘疫苗小贴士

通常来说，水痘疫苗的防护有效时间是十年左右。预防水痘的方法分为主动免疫和被动免疫。给孩子接种水痘疫苗，就是主动免疫接种，接种疫苗就目前国内来说是预防水痘发生最经济、最有效的手段。一般水痘疫苗接种好之后可以保护儿童十年或者更久的时间。被动免疫是指在水痘高发期或已知周围有感染人群时，应该保持房间通风，尽量远离病原并做好消毒、防护工作。

六、狂犬病

狂犬病又称恐水病，是由狂犬病病毒引起的急性人畜共患病，主要侵入中枢神经系统。它通常通过带有病毒的动物唾液传播给人类，其表现为恐惧和不安、对水的独特恐惧、对风的恐惧、咽肌痉挛、进行性瘫痪等。

（一）流行病学

1.传染源

传染源是携带狂犬病病毒的动物。中国狂犬病的主要传染源是受狂犬病病毒感染的狗，其次是猫、牛、猪、马和其他牲畜。在发达国家，浣熊、臭鼬和其他野生动物已成为主要传染源，原因是对流浪猫和狗的管理控制以及对家养宠物的强制性免疫接种。然而在看似健康的猫、狗或其他动物的唾液中也携带有病毒，同样具有传播狂犬病的能力；感染狂犬病病毒的人，因唾液中病毒含量较少，是不具备传染能力的。因此，不形成人与人之间的传染。

2.传播途径

①咬伤是病毒传播的主要途径。

②带有病毒的动物唾液通过伤口、抓痕、舔黏膜和皮肤侵入人体。

③部分人在杀死生病的狗、剥皮和割伤的过程中也会感染。

④群居蝙蝠的洞穴中含有病毒的气溶胶也可以通过人类呼吸道进行传播。

⑤器官移植也可传播。

3.人群易感性

人群通常易感，动物饲养者和兽医是高危人群。犬咬伤发生率为15%～20%，但是否感染与以下因素有关：

①咬伤头部、面部、颈部和手指的发病率较高。

②咬伤严重程度深且大，发病率高。

③被咬伤后迅速彻底清洗伤口的人不太可能患病。

④及时、足量、全面地注射狂犬病疫苗和免疫球蛋白可有效地将发病率降低。

⑤免疫抑制和免疫缺陷的人发病率很高。

4.流行特征

近年来，随着防控措施的加强和医疗水平的提升，中国狂犬病死亡人数逐年减少。2020年，中国狂犬病死亡人数为188人，较2019年减少了88人。

（二）临床表现

狂犬病的潜伏期各不相同，通常为3个月，最长潜伏期可达10年以上。潜伏期的长短与伤口的位置、深度、入侵病毒的数量、毒力和年龄有关。它主要分为以下三个阶段：

1.前驱期

此期通常伴有全身不适、头痛、恶心和倦怠。恐惧、焦虑、易怒和失眠接踵而至。患者对风、光、声音和其他刺激极为敏感，导致有喉咙收缩感。愈合的伤口及其神经支配区域有疼痛、瘙痒、麻木和蚂蚁在身体上爬行的奇怪感觉，这是狂犬病最典型的早期症状，50%～80%的病例都会发生此类症状。持续约2～4天。

2.兴奋期

此期会出现高度的兴奋、恐惧和不安，害怕风和水。体温在38～40 ℃之间，甚至超过40 ℃。怕水是这种疾病的一个特点，但不是所有病例都会出现。典型恐水者虽然极度口渴但不敢饮水，只要见水、听到流水声、饮水或者是提及水的时候都可能会导致咽部和喉部肌肉严重痉挛。各种外界刺激，如风、光和声音，也可引起咽肌痉挛。声带痉挛常导致声音嘶哑和发音不清。在严重的情况下，全身肌肉会出现阵发性痉挛，呼吸肌痉挛会导致呼吸困难和发绀。通常会出现多汗症、流涎、血压升高、心率加快等神经症状。吞咽困难和过度流涎会有“泡沫嘴”出现。此类病人多数神志清晰，但会出现精神失常、幻听、幻视等。此期约为1～3天。

3.麻痹期

当肌肉痉挛停止后，全身便进入弛缓性麻痹时期，逐渐从安静状态进入昏迷状态，最后是呼吸、循环衰竭和死亡。此期用时相对较短，通常为6～18 h。

狂犬病全程一般不超过6天。除上述躁狂表现外，还会出现脊髓麻痹或延髓损伤；非兴奋期和典型的狂犬病很常见，如高热、头痛、呕吐、肌腱反射消失、四肢无力和大便失禁，最终因全身弛缓性瘫痪而死亡。

（三）健康促进措施

1.隔离与消毒

一旦被感染，实行单室严格隔离，有明显的隔离标识，防止唾液污染。分泌物、排泄物和受污染的食物用1000 mg/L含氯消毒液浸泡消毒30 min后倒入厕所。厕所每天应喷洒2次含氯消毒剂。服装、餐具可煮沸或曝晒消毒，使用过的敷料、棉签集中收集进行焚烧处理。虽然人与人不会传播，但唾液中的病毒仍有可能通过黏膜或正常皮肤进入体内，因此，接触人员需用消毒液尽快清洗、消毒双手。

2. 一般护理

（1）休息

严格卧床休息。环境安静而温暖，并用深色避光窗帘；房间内勿盛放有水的碗或水杯，减少刺激；门窗牢固，加护栏，躁动不安时加床挡适当约束。

（2）饮食

提供高热量饮食，避免流质、辛辣和粗糙食物，必要时通过静脉补充营养。

3. 用药护理

提高治疗依从性，严格遵医嘱用药。

治疗过程中应维持呼吸和心血管系统功能，根据表现出来的症状对症处理。

4. 心理调适

狂犬病因病程快，发作早期意识清醒，常出现焦虑、恐惧、忧伤的心理，家属应给予关心和爱护，不要流露出悲观、失望的情绪。

（四）健康保护措施

1. 控制传播过程

（1）控制传染源

主要以犬的管理为主。

（2）切断传播途径

实施进出口动物检疫管理措施，焚烧或深埋死动物。

（3）保护易感人群

定期给宠物进行疫苗接种，对于动物饲养员和兽医等职业的人群需高度注意避免咬伤、舔伤，按照暴露前免疫程序进行免疫接种。

2. 生活指导

避免家养宠物和流浪动物之间的接触，不要随意将流浪动物家养化，在被咬伤、抓伤后立即处理伤口，用肥皂水和自来水交替清洗伤口 15 min，并用碘伏或酒精对伤口进行消毒处理。如果伤口很大，不要自行处理缝合，尽快就医。

3. 用药指导

出现咬伤时及时接种狂犬病疫苗，严重咬伤者可注射破伤风抗毒素和抗菌药物，避免破伤风及细菌感染。

知识拓展

人用狂犬疫苗小知识

人用狂犬疫苗是用狂犬病病毒固定毒株接种于Vero细胞，培养后收获病毒液，经浓缩、灭活、纯化，加入适量的人血白蛋白、硫柳汞稀释分装而成。其免疫周期为3个月。常用作狂犬病暴露前和暴露后的预防用药。

七、细菌性痢疾

细菌性痢疾，简称菌痢，是肠道传染性疾病，由志贺菌（又称痢疾杆菌）引起。细菌性痢疾主要由消化道传播，全年都有分布，夏秋季普遍流行，以腹痛、腹泻、黏液脓血性便以及严重的里急后重（有排便感，上厕所时不排便或少量粪便）等为主要表现，也可伴有发热、严重感染性休克和中毒性脑病等症状。它会反复感染，通常是急性的，少数会演变成慢性。

（一）流行病学

1.传染源

主要传染源是急性菌痢患者和慢性菌痢患者及病毒携带者。由于一些非典型病例、慢性菌痢患者和无症状携带者无明显症状，容易出现误诊和漏诊，因此，在流行病学上具有重要意义。

2.传播途径

主要通过粪-口传播。致病菌随粪便排出后，通过手、蚊蝇、水和食物经口传播。除此以外，它还可以通过接触患者或携带者的生活用具传播，也叫生活接触传播。

3.人群易感性

人类通常易受感染。患病后可获得短期免疫，易反复感染。

4.流行特征

它主要发生在发展中国家，主要集中在水源不安全和医疗条件差的地区。全球每年的感染人数约为1.63亿，99%发生于发展中国家。5岁以下儿童的感染率和死亡率都很高。

目前，我国的发病率仍高于发达国家，有逐年下降的趋势。终年散发，但有明显的季节性。夏季和秋季的高发病率可能与苍蝇密度高、降雨量多以及食用不洁净的水果和食物有关。

（二）临床表现

本病的潜伏期一般为1～4天，可长达7天，最短时间数小时发作，根据病情轻重程度和病程时长分为以下类型：

1.急性痢疾

依据病情轻重和毒血症症状，分为以下四型：

（1）普通型（典型）

急性发病，发热，体温39 ℃以上，寒冷；伴随着疲劳、头痛和食欲不振。起初是稀水样大便，1～2天后是黏液脓性血便，每天排便10次甚至几十次，伴有明显的里急后重。通常左下腹压痛，肠鸣音亢进。病程为1～2周，多数患者能自行康复，少数患者转为慢性。

（2）轻型（非典型）

可无发热或只出现低热的表现，带有轻微毒血症症状。每天排便少于10次，便稀带有黏液，无脓血。左下腹可能有轻微压痛或腹痛，伴有轻微里急后重或没有里急后重。病程持续1周左右可以自愈，少数转慢性。

（3）重型

常见于营养不良、体弱、老年人群，起病急、发热、每天腹泻多达30次以上，呈稀水脓血便，更甚者大便失禁，里急后重及腹痛非常明显。

（4）中毒性菌痢

2～7岁的儿童中更为常见，偶尔在成人中出现。急性发作，呈突发畏寒、高热、严重的全身中毒症状、抽搐、昏迷和嗜睡。起病初期可无腹泻、腹痛症状，24 h内出现痢疾样粪便。

2.慢性菌痢

反复发作或持续时间达2个月以上不愈者，都是慢性菌痢。依据其临床表现，可以将慢性菌痢分为以下三种类型：

（1）慢性迁延型

在急性细菌性痢疾发作后，治疗后仍无法痊愈的患者将反复出现严重症状，可致营养不良、乏力、贫血等。

（2）急性发作型

有慢性菌痢病史。经过一段时间后，急性菌痢再次发生，发热等全身症状并不明显。

（3）慢性隐匿型

有急性细菌性痢疾病史，没有明显症状。粪便中可检测到志贺氏菌，结肠镜可发现黏膜炎症状或溃疡。

（三）健康促进措施

1.隔离与消毒

一旦被感染，进行消化道隔离，严格消毒粪便、呕吐物和污染物，稀便用20%的漂白粉进行消毒，直到症状消失，粪便细菌培养2次呈阴性方可解除隔离。

2.一般护理

（1）休息

急性期应该绝对卧床休息。

（2）饮食

严重腹泻、呕吐者短暂性禁食，病情缓解后，列出流质或半流质、可消化的饮食清单，少吃多餐，避免油腻、寒冷、刺激性食物以及香蕉、蜂蜜和其他润肠和促大便的食物。

3.用药护理

严格按照医生的建议服药，禁止在早期使用止泻药。

观察有无药物不良反应，如过敏和皮疹。如发生不良反应，应及时告知医生，并根据医生的建议进行相应处理。

4.心理调适

避免易怒、紧张和其他不良情绪，有助于减少不适。

（四）健康保护措施

1.控制传播过程

（1）控制传染源

应隔离和彻底治疗急、慢性患者和携带者，并对从事餐饮的人员和自来水厂的工作人员定期进行粪便检查。

（2）切断传播途径

严格开展“三控一消”工作，养成饭前便后洗手的好习惯，餐饮业和儿童工作机构应定期对工作人员进行检查。如果发现病毒携带者，应立即进行处理，对疫源地区包括病房、住家进行严格终末消毒。

（3）保护易感人群

服用痢疾疫苗，有效保护率可达85%～100%；增加人体抵抗力。

2. 生活指导

不食生冷食物、不洁瓜果、变质腐败和未经处理的食物，勤洗手，饮食业工作人员要严格执行工作前卫生制度。

3. 用药指导

严格按照医嘱服药，如有不良反应及时就医。

4. 定期复查

定期复查，按时就诊。

八、布鲁氏杆菌病

布鲁氏菌病又称布病，是由布鲁氏菌所引起的人畜共患病。

知识拓展

布鲁氏杆菌小知识

布鲁氏杆菌（Brucella）是一种球杆状的革兰氏阴性细菌，可以在很多种家畜体内存活。布鲁氏杆菌属有六种：马耳他布鲁氏杆菌（羊型布鲁氏杆菌）、流产布鲁氏杆菌（牛型布鲁氏杆菌）、猪型布鲁氏杆菌、狗型布鲁氏杆菌、林鼠型布鲁氏杆菌、绵羊型布鲁氏杆菌。其中引起人类疾病的有羊型布鲁氏杆菌、牛型布鲁氏杆菌、猪型布鲁氏杆菌和狗型布鲁氏杆菌。

（一）流行病学

1. 传染源

有60种家禽、牲畜和野生动物是布鲁氏杆菌的宿主。羊、牛、猪是人类感染最直接和主要的传染源，其次是马、骆驼、鹿、狗等。首先在同种动物之间传播，之后波及人类。

2. 传播途径

（1）皮肤和黏膜接触传播

与患病动物或患病动物粪便、分泌物和排泄物直接接触；在饲养、挤奶、屠宰、剪毛和加工毛皮和肉类的过程中保护不当，会通过受损的皮肤或黏膜感染；或间接接触环境和被患病动物污染的物品感染。

（2）消化道传播

摄入带有布鲁氏杆菌的水、乳制品及未煮熟的肉食而受感染。

（3）呼吸道传播

摄入污染环境和呼吸道感染者形成的气溶胶而感染。

（4）其他

摄入携带病菌的苍蝇所污染的食物或蜱虫叮咬也可能形成感染。

（5）特殊途径

布鲁氏菌通常不会在人与人之间传播。在少数情况下，通过性行为、输血、骨髓移植或母婴传播。

3.人群易感性

人类通常都容易感染。高危人群是兽医、屠宰工、畜牧业工人、毛皮工人等。流行地区小儿布氏杆菌病较常见，疾病过后会获得很强的免疫力，不同种类的细菌之间存在交叉免疫，因此，很少再感染。疫区居民可能因隐性感染而获得免疫。

4.流行病学特征

该病可全年发生，高峰期为春末夏初，出现点状暴发或流行，家畜流产时病例多发。它经常在全世界流行。在中国，它主要分布在内蒙古、东北和西北等牧区。以青壮年患病为主，男性多于女性。

（二）临床表现

潜伏期一般为1～3周，平均为2周，有的长达数月甚至1年以上。临床上可分为六类：亚临床感染、急性感染、亚急性感染、慢性感染、局限性感染和复发。其中急性感染、亚急性感染和慢性感染可根据病程分为3个月以内、3个月至1年、1年以上。

1.亚临床感染

亚临床感染通常发生在高危人群中，无法追踪明确的临床感染史，但他们30%以上的血清学检测具有高水平的抗布鲁氏菌抗体。

2.急性感染和亚急性感染

急性感染和亚急性感染通常起病缓慢，以发热、出汗、疲劳、关节疼痛、睾丸肿胀和疼痛为主要症状。5%～20%的人会出现典型的波状热，其特征是2～3周后发热，间歇数天至2周，发热会反复多次。因此，这种疾病一度被称为“波状热”。出汗也是该病的主要症状之一，夜间和清晨出汗更多。关节疼痛主要表现在大关节疼痛较剧烈且呈游走性。睾丸肿痛最具特征性，20%～

40%的男性患者有此类症状，通常是单边的。常见的症状有肝、脾和淋巴结肿大，也会伴有皮疹、神经痛等。

3.慢性感染

慢性感染始于急性期，也可以表现为慢性，无急性期病史。其表现形式更为多样，可大致分为两类：一类是系统性非特异性症状，类似神经症和慢性疲劳综合征；另一类是器质性损伤，这在骨骼肌系统中最常见。

4.局灶性感染

最常局限在关节、骨、中枢神经系统。

5.复发

有约10%的患者在接受抗菌治疗后复发，通常发生在初次治疗结束后3～6个月。

（三）健康促进措施

1.隔离与消毒

布病患者使用过的物品、衣物、床单等可以用在日光下曝晒的方法灭菌。能够耐高温的物品可以加热到60 ℃。对于室内物体表面的擦拭可以使用含氯消毒剂、酒精等常用的消毒剂进行。但布鲁氏杆菌在自然环境中生存能力较强，在乳类、乳制品、皮毛等制品中能够长期存活。

2.一般护理

（1）休息

急性发热患者应绝对卧床休息，不得下床；其他患者也可以做室内活动，但不宜太多。

（2）饮食

以食用易于消化的流质或半流质饮食为宜，以补充人体消耗的水分，如小白菜、苹果。切记避免吃辛辣和油炸类食物以及容易引起过敏的食物，如酒、海鲜等，发病期需尤其注意。禁食病畜肉及乳品。

3.用药护理

严格按照医生的建议服药，并在早期、综合、足量、合理的治疗中服药。

注意药物不良反应，及时监测血常规、肝功能、肾功能等，如有不良反应，及时通知医生，并根据医生的建议进行相应处理。

4.心理调适

患者易产生焦虑和心情低落等不良的情绪，应耐心疏导，消除其顾虑，让其积极进行治疗。

（四）健康保护措施

1.控制传播过程

（1）控制传染源

定期对牧场、乳品厂和屠宰场的牲畜进行卫生检查。发现生病的动物，应当及时隔离处理，必要时予以屠宰。用20%的漂白粉或10%的石灰乳对污染的环境进行消毒。病畜所产奶及其制品必须煮沸消毒。毛皮消毒后应保存3个月以上，方可运出疫区。患病动物所使用的牧场必须经过3个月的自然净化后，才能供健康动物使用。

（2）切断传播途径

①切断消化道传播

不食生肉或半生（夹生）肉，不要喝生牛奶。接触牲畜后仔细彻底地洗手。

②切断呼吸道传播

清理畜圈时，可在清扫前洒水防止扬尘，做好个人防护，戴口罩等。

③切断接触传染

兽医、饲养人员不徒手为牲畜接产，须戴手套；病畜、死畜的肉、内脏、流产物、皮、毛等要进行彻底深埋或焚烧。

（3）保护易感人群

除注意个人防护以外，应进行免疫接种。

2.生活指导

不食生肉、未煮熟的乳制品，加强病畜、死畜管理，饲养人员定期体检，从业人员提高个人防护意识。

3.用药指导

根据医嘱服药。

4.定期复查

定期复查，一旦发生机会性感染的表现，及时就诊。

课后练习

1.案例分析

小李，男，大一学生，19岁，喜欢冷饮，作息时间不规律，经常熬夜。太阳穴旁边的位置长了一粒硬疙瘩，用手挤压，喷出脓血，有一定的黏稠感，但不见黄白色的脓。

（1）请你告知小李这是什么问题，并告知他注意事项。

（2）如何预防这个问题的发生？

2.社会服务做一做

小林是一名大三学生，在新冠肺炎疫情暴发期间，在小区做志愿者服务工作。

（1）结合所学知识，说出新冠病毒的感染特点及传播途径。

（2）如果你是小林，对居民应做哪些方面的健康指导？

（3）作为大学生，在疫情暴发期间我们应该怎样做？

第五章　意外伤害与急救

◆**情景导入**

4月中旬，正值春暖花开之季，学校组织同学们去春游。突然，一位同学倒在地上，意识丧失，呼吸停止。

工作任务：

1. 请立即拨打“120”，向医务人员快速求救。

2. 请立即对你的同学实施心肺复苏。

基本救护技能是生命安全的一道保护锁。当我们掌握一定的基本救护技能，在面临自然灾害或各类安全事故时，又或是在活动中出现各种急症和损伤时，就可以在危急时刻进行自我救助，还可以去帮助别人，挽救他人的生命。

第一节　常用基本急救技术

一、心肺复苏

心肺复苏，简称CPR，是指当伤病员出现呼吸很微弱或呼吸停止，同时伴有心搏骤停时，可以采用的一项急救技术。伤病员一旦心脏停止跳动、肺停止呼吸，机体就会出现严重的缺血和缺氧。大脑可耐受的缺氧时间最短，约4～6 min；超过这个时间后即使抢救成功，伤病员也已经处于脑死亡状态。因此，当伤病员出现心搏骤停时，应尽早进行心肺复苏，通过外力按压胸廓，促使心脏局部受压，建立有效的人工循环，最终使伤病员恢复自主呼吸和循环。

（一）心搏骤停

心搏骤停是指心脏突然停止跳动，不能正常泵血，血液循环停止；但此时心脏的心电和心脏活动没有完全停止，如果及时进行有效的心肺复苏，有可能挽回伤病员的生命。

1.原因

（1）心源性心搏骤停

心源性心搏骤停指由于伤病员本身患有心脏疾病而引起的心脏突然停止跳动，如冠心病、先天性心脏病、心肌病、主动脉疾病、感染性心内膜炎等引起的心搏骤停。

（2）非心源性心搏骤停

非心源性心搏骤停指由于非器质性心脏疾病引起的心脏突然停止跳动。如神经系统病变、触电、溺水、麻醉意外、严重的休克、各种药物中毒或过敏等导致的心搏骤停。

2.判断标准

①突然出现意识丧失，大声呼叫伤病员，伤病员无应答；部分伤病员在意识丧失的同时伴有短暂的抽搐。

②因血液循环停止，伤病员面色苍白甚至呈死灰色，口唇和指甲等末梢处容易出现发绀。

③伤病员呼吸变弱，断断续续，呈叹息样，随即转为呼吸停止。

④伤病员颈部动脉或者股动脉搏动消失，心音消失。

⑤瞳孔散大，对光反射减弱以至消失。

意识突然丧失和大动脉搏动消失是最主要的标准；一旦发现伤病员出现不能应答、大动脉搏动消失，要在第一时间内立即进行心肺复苏，无须再判断皮肤颜色、瞳孔等，以免延误时机。

（二）心肺复苏的实施方法

心肺复苏包括基本生命支持、高级生命支持和停搏后的生命支持三个阶段，本节主要学习基本生命支持。

基础生命支持是指由专业或非专业的救护人员对出现心搏骤停的伤病员进行徒手抢救，是最基本的也是最初期的复苏处理，其目的是通过胸外按压和人工呼吸向人体重要的组织和器官，特别是脑细胞，供给一定量的血液，提供氧气和营养物质。

1.操作步骤

（1）评估现场环境安全

救护者首先要观察周围环境，确保环境安全，以免在抢救过程中出现伤病员和急救人员的二次伤害。

（2）评估伤病员的意识、脉搏和呼吸

救护者轻拍伤病员的双侧肩膀，靠近伤病员耳边大声呼喊伤病员姓名或者是“你怎么了？”如果伤病员有意识，则不要挪动伤病员，立即拨打急救电话。若伤病员无反应，则立即检查脉搏和呼吸，并马上呼救。伤病员是1岁以下的婴儿时，可以轻拍婴儿的脚底，并大声呼喊，观察婴儿有无反应。

判断呼吸和脉搏同时进行，常用的方法是用手触摸颈动脉的同时，用脸颊感受伤病员有无呼吸产生的气流，听呼吸声、看胸腹部有无起伏。总时间在5～10 s，时间过短影响判断结果，时间过长则会延误抢救机会。

检查颈动脉是否搏动的方法是：右手的食指和中指并拢，从伤病员的气管正中部位，向旁滑移2～3 cm，就可摸到颈动脉的搏动。婴儿由于头大而身体相对较小，颈部比较短，颈动脉搏动不易触摸，所以可以检查肱动脉或股动脉的搏动。触摸时要采用指肚触摸，不要用指尖触摸。

由于在紧张或者经验不足的情况下，检查大动脉是否搏动有时会出现判断失误，或者是判断时间过长，因此，对于非专业的急救人员，可不必判断大动脉搏动是否消失，只要伤病员出现意识丧失、呼吸停止就可以认为伤病员出现了心搏骤停，可立即施救。

（3）启动紧急医疗服务

救护者应立即拨打“120”；如果周围还有其他人，可请他人拨打“120”并呼救。打“120”时要清晰、简要告知医护人员急救地点、伤病员的基本信息，留下联系电话，并确保手机保持信号。

（4）获取自动体外除颤仪（AED）

CPR与AED的早期配合使用，可以有效提高心搏骤停伤病员的抢救成功率。因为室颤是心搏骤停时最先出现的心律失常，使用AED可以有效终止室颤。因此，在急救现场，一旦伤病员出现心搏骤停的症状，可立刻使用AED。如果现场有AED，并且有多名救护者，1名救护者进行心肺复苏，1名救护者进行体外除颤；只有1名救护者时，先进行体外除颤，在安装电极片的间隙进行心肺复苏。在医院外急救时，通常在地铁站、商场等公共场所都有AED的放置点，可根据具体情况，请他人取来AED；院内急救可以呼叫其他医护人员快速取来体外除颤仪。

AED的使用方法是：

①接通电源

妥善放置AED，接通电源；准备接通电源的同时，不要停止胸外按压和人工呼吸。

②安装电极片

解开伤病员的衣服，按照AED的提示贴电极片。如伤病员为溺水者，应擦干胸部，再贴电极片；如伤病员胸前毛发较多，需使用除颤器中携带的剃刀剃除毛发（紧急情况可忽略此操作），女性伤病员应脱去内衣。

③除颤

AED会先分析伤病员心律，此时避免接触伤病员，以免干扰分析结果；分析完毕后，确认无人接触伤病员，按下“放电”键，进行除颤。

知识拓展

自动体外除颤器小知识

自动体外除颤器，简称AED。AED体积小、容易携带，可通过语音提示和屏幕动画来指导急救人员操作，也可以经内置电脑分析来确定发病者是否需要予以电除颤，使用极为简便。据统计，除颤每推迟1分钟，存活率便降低7%～10%。

（5）胸外按压（compression，C）

胸外按压指通过按压胸骨下半部，建立有效的人工循环，为心脏、脑等重要器官提供虽然相对较少但至关重要的氧气和营养物质。因此，进行正确的胸外按压可以有效提高抢救成功的概率。

①安置体位

在室外急救，可将伤病员仰卧在坚硬的平地上；在病房内抢救时，去掉枕头，将胸外按压板垫在伤病员的肩背下。让伤病员的手放在身体两侧，身体不要扭曲。解开衣扣或拉开拉链，松解腰带，暴露伤病员胸腹部。

②确定按压部位

1岁以下婴儿在两乳头连线中点下一指处按压；儿童及成人在胸骨中下段1/3交界处按压。男性和儿童可以通过选择两乳头与胸骨连线的中点部位进行定位；女性可以通过选择剑突上2横指处进行定位。

③按压方法

救护者两脚分开站定，一条腿对着伤病员的肩膀，另一条腿对着伤病员的腰部；如果伤病员躺在地上，救护者也可以跪在伤病员的一侧，两条腿的位置不变。两只手的掌跟重叠放在伤病员胸骨中下段，身体稍前倾，肘关节伸直，手臂与地面呈直角，借助身体的重力，向伤病员脊柱的方向按压。按压过程中，肘关节不能弯曲，每次按压至最低点处后，手掌不再用力，让胸廓自然完全回弹，但掌根不能移位。伤病员是儿童或者是婴儿时，为了避免按压力度过大，导致患儿肋骨骨折，儿童可以用一只手按压，婴儿可用2～3个手指按压。

④按压频率和深度

无论是婴儿，还是儿童和成人，按压的频率均为100～120次/分，每个周期按压30次，按压与放松时间比例为1∶1。按压深度至少为胸部前后径的1/3。有专家认为，应该根据年龄和体重确定按压的深度，婴幼儿（青春期前或体重小于35 kg）按压深度为4～5 cm；体重大于35 kg的青少年或儿童，按压深度与成人的相同，即为5～6 cm。按压时，只有达到足够深度，才能使胸廓内的压力发生变化；如果按压深度不够，胸廓内部的压力变化不明显，就不能建立有效的人工循环，无法满足机体重要脏器的血液供应。按压时，节奏要均匀平稳，不能忽快忽慢，尽量减少中断。

胸外按压的手法及姿势见图5-1。

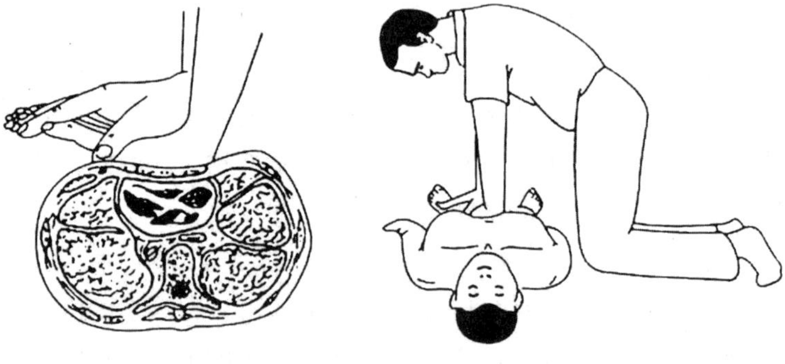

图5-1 胸外按压的手法及姿势

（来源 狄树亭，万紫旭. 急危重症护理[M]. 北京：人民卫生出版社，2020：45.）

（6）开放气道（airway，A）

观察伤病员口腔内有无分泌物、呕吐物；有无佩戴义齿。如果有，清除伤病员口中的分泌物、呕吐物，取下义齿。然后检查伤病员头颈部有无损伤，根据伤病员情况，选择合适的手法打开气道。

①仰面举颏法

如果伤病员没有头颈部损伤，救护者将左手小鱼际（小拇指侧）放于伤病员前额，右手的食指和中指放在下颌骨下方；两手可以呈“剪刀手”，也可以两手指并拢，但不能压迫下颌部软组织，否则反而会导致气道梗阻。然后左手固定头部，以免患者身体移位，右手抬起下颏，使下颌角和耳垂的连线与地面形成一定的角度。由于下颌角随着年龄不断变化，因此，成人为90°，儿童为60°，婴儿为30°。

②仰头抬颈法

如果伤病员没有头颈部损伤，救护者也可以将左手小鱼际（小拇指侧）放于伤病员前额，右手抬起病人颈部，使伤病员头部后仰，开放气道。

③托下颌法

如果伤病员有头颈部损伤，救护者站在伤病员头部，双手放在伤病员下颌角，向上或向后方提起下颌，头保持正中位，不能后仰，也不能左右扭动，避免进一步加重脊髓损伤。

（7）人工呼吸（breathing，B）

如果伤病员呼吸停止或者呼吸非常微弱，救护者可以通过口对口（鼻）将空气均匀地吹入肺内；然后，由于胸廓和肺组织本身的弹性回缩，肺内的气体自然呼出，完成一次人工呼吸，从而保证人体重要器官的氧气供应。有人工气囊时，也可以通过挤压气囊给伤病员输送空气。

口对口（鼻）人工呼吸的操作流程见图5-2。

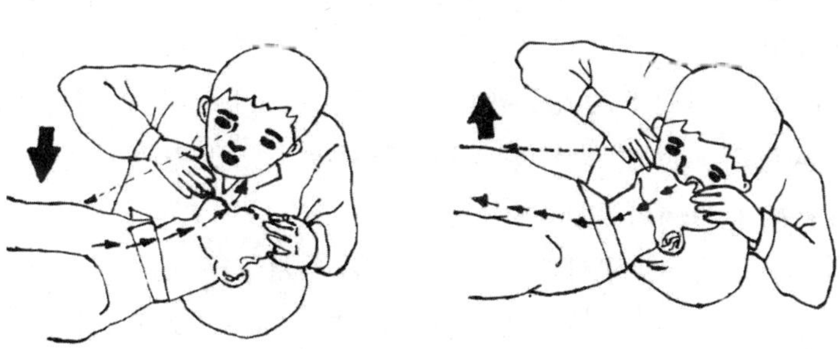

图5-2　口对口（鼻）人工呼吸

①用纱布覆盖伤病员的口鼻，如果紧急情况下，没有纱布可以用透气的衣物代替，这样既能保证通气效果又能起到防护效果。

②救护者采用合适的方法打开伤病员的气道。

③救护者在平静状态吸一口新鲜空气，张开口完全包住伤病员口部；然后捏住伤病员的鼻子缓慢吹气；与此同时，救护者要用眼角的余光观察伤病员的胸部有无上抬；吹气毕，松开捏住伤病员鼻子的手指，伤病员自然呼出气体；救护者同样要用眼角的余光观察伤病员的胸部有无回缩。每次通气应至少维持1 s，只有伤病员的胸部有明显起伏才能说明人工呼吸是有效的。婴幼儿由于脸小，口鼻相距较近，抢救时要将口鼻一起包住。

④单人复苏，按压通气比为30∶2；双人复苏，按压通气比为15∶2。

⑤如伤病员口部外伤、张口困难，可进行口对鼻人工呼吸，吹气时合拢伤病员嘴唇，以免漏气。

2.心肺复苏效果的判断

①复苏有效时，伤病员意识逐渐恢复，可出现眼球、睫毛、四肢的活动，甚至发出声音，面部及口唇颜色由灰白转为红润。

②复苏有效时，伤病员会出现较强的自主呼吸，但如果伤病员的自主呼吸非常微弱，应继续进行人工呼吸，但呼吸的节奏要与伤病员的一致，直到伤病员恢复正常呼吸。

③如果停止胸外按压，还可以摸到颈动脉搏动，说明伤病员心脏搏动已恢复，此时还可以测到血压在60 mmHg/40 mmHg左右；如果停止按压，摸不到颈动脉搏动，说明伤病员心跳没有恢复，此时应持续进行心脏按压。

④瞳孔由散大开始回缩，同时出现对光反射，说明复苏有效；反之，则复苏无效。

3.注意事项

①如果伤病员颈椎有损伤，不能抬颈，又需要移动，要采用四人搬运法，以免造成脊髓损伤。

②人工呼吸时，用正常人平静呼吸时的一口气即可，不需要用力深呼吸，以免气体吹入过多。吹气后，救护者要轻微抬头，避免吸入伤病员呼出的气体，同时也有利于伤病员顺利呼出气体。

③在复苏有效前要连续按压，不能中断。如需换人按压，应在吹气时进行，中断时间不超过6秒。按压的位置、手法、姿势、力度要标准，避免冲击式、揉搓式按压。

④急救过程中，应密切观察伤病员的病情变化。

二、气管异物清除术——Heim Lich手法

Heim Lich手法（Heim Lich Maneuver）也称为海氏手法，是当伤病员被食物、异物卡喉而窒息时，给膈肌下一个突然向上的压力，使胸腔内压力骤然升高，驱使肺内残留的空气形成气流快速进入气管，从而排出堵在气管内的食物或异物的一种急救方法。该方法由美国医生海姆·里克发明，广泛应用于全球，挽救了成千上万人的生命，被人们称为“生命的拥抱”。

（一）气道异物梗阻征象

急性气道异物梗阻是指由于食物、异物或分泌物阻塞气道，导致伤病员呼吸不畅，甚至无法呼吸，严重者可因缺氧而意外死亡。如果异物较小，伤病员表现为剧烈呛咳、面红耳赤、呼吸不畅；如果异物较大，表现为无法咳嗽和呼吸，面色青紫，很快有生命危险。伤病员往往表情痛苦，不由自主地用手掐住自己的脖子，以示痛苦和求救。

急性气道异物梗阻常见于儿童，多由于在进食或者口含异物时打闹、嬉戏或哭闹时发生。因此，急性气道异物梗阻应以预防为主，要将食物切成小块，进食时细嚼慢咽，避免进食时玩耍、跑步或者打闹，勿将异物放在嘴里。

（二）抢救方法

1.轻度急性气道异物梗阻

轻度急性气道异物梗阻时，首先鼓励伤病员自主用力咳嗽，因为自主咳嗽所产生的气流压力比人工咳嗽高4～8倍。如果马上采用叩击背部、按压胸部或者挤压腹部等方法，不仅有可能引发严重的并发症，还有可能导致气道梗阻更严重。

2.重度急性气道异物梗阻

（1）意识清醒的伤病员

对意识清醒的伤病员，可采用背部叩击法、腹部冲击法或胸部冲击法。三种方法可依次交替使用，每次每种方法使用5次，随时检查有无排出异物；异物一旦排出，立即停止操作。

①背部叩击法

救护员一手扶住伤病员的胸部，使其身体前倾，便于异物排出；另一手用掌根在伤病员的两肩胛骨之间进行大力叩击。

②腹部冲击法

嘱伤病员坐位或立位，让其身体略前倾，救护者站在伤病员身后，双臂环抱伤病员；救护者左手握拳，左拳虎口贴向伤病员上腹部剑突与脐连线的中点；右手握住左手手腕，用力快速向内、向上反复冲击伤病员腹部，直至异物排出（如图5-3所示）。

此法也可用于自救，有两种办法：一种办法是伤病员稍微弯腰，一手握拳，用拳头拇指侧顶住上腹部剑突与脐连线的中点，另一手紧握该拳，向腹部内上方快速猛烈施压；另一种办法是伤病员姿势不变，利用固定的硬物边缘，如椅背、桌沿等，压迫上腹部，快速向上冲击。

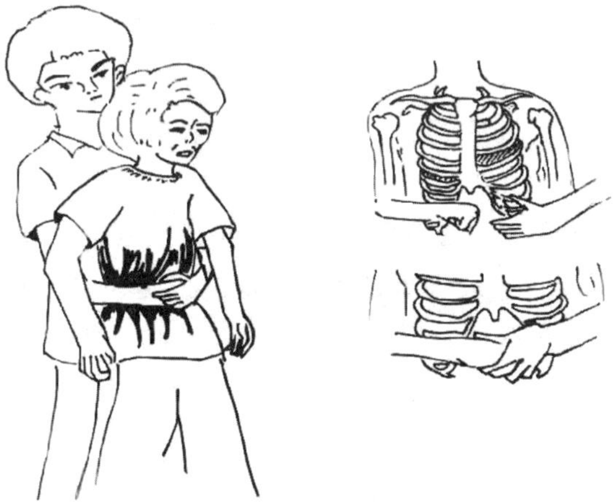

图5-3 腹部冲击法

③胸部冲击法

胸部冲击法适用于极度肥胖及妊娠末期发生呼吸道异物堵塞的伤病员。伤病员坐位或立位，身体略前倾，救护者从伤病员背后双臂环抱伤病员；左手的虎口贴在伤病员胸骨下端，向后冲击，排出异物。左手的位置要准确，避开剑突和肋骨下缘，以免造成肋骨骨折。

（2）意识不清醒的伤病员

对意识不清醒的伤病员，采用仰卧式腹部冲击法，按压部位与方法与立式腹部冲击法基本相同，不同之处主要在于伤病员仰卧，救护者跪在伤病员身体一侧或者骑跨在伤病员身上操作。出现心搏骤停者，立即心肺复苏；同时，拨打急救电话。

3. 1岁以下婴儿抢救

（1）拍背叩击法

将患儿抱起来，救护者左手托住患儿头部，不要掩盖口鼻，手臂保护患儿胸腹部，右手托住患儿枕部，让患儿脸朝下，趴在救护者左臂上，处于头低足高位，然后用右手的掌根部在患儿背部肩胛区用力叩击1～5次。

（2）胸部手指冲击法

将患儿仰卧于救护者左手的前臂上，救护者左手放置于自身的大腿上，头依然位于最低位，左手保护患儿头部。救护者用右手的中指或食指，放在患儿两乳头连线中点正下方，快速向上冲击，直至异物排出（如图5-4所示）。婴儿不可用腹部冲击法，以免引起脏器损伤。

操作中，随时观察患儿是否将异物吐出；如看不到异物，以5次背部拍击+5次胸部冲击按压为一组，持续操作，直到婴儿脱离危险；如能看到，可小心地用镊子取出异物，尽量不要用手，以免将异物推入更深处。如果患儿出现意识丧失，应立即进行心肺复苏，并拨打急救电话。气道内异物被清除后，尽快送婴儿去医院检查，以确保没有损伤气道或其他内脏器官。

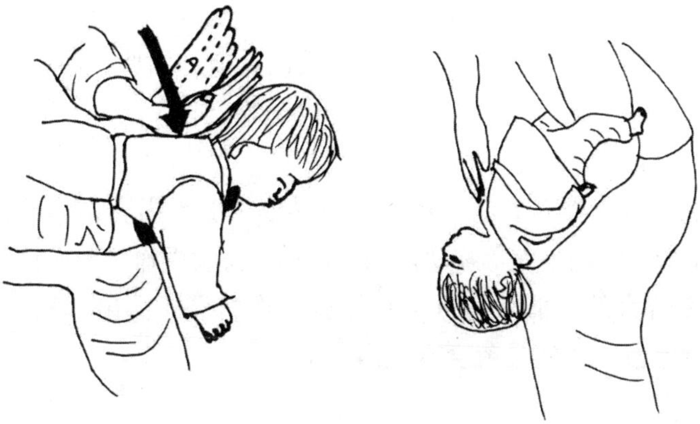

图5-4　1岁以下儿童气道梗阻急救方法

（三）注意事项

①海氏（Heim Lich）手法可能会导致腹部或胸腔内脏的破裂、胃食道反流、肋骨骨折等并发症，因此，使用此法后，要送伤病员入院做进一步检查。

②冲击部位及手法准确；用力适当，每次冲击要有明显间隔，猛烈施压，防止暴力冲击。

三、外伤止血、包扎、固定、搬运

（一）外伤止血

人体多由于外伤导致出血，致使体内血液含量减少。

1. 出血的分类

（1）内出血

内出血指流出的血液停留在体腔或组织内，没有排出体外，在人体表面很难看到出血伤口，但伤病员可能出现呕血、便血等，如下消化道出血会引起便血。一旦发现内出血，应立即就医。

（2）外出血

外出血指流出的血液排出体外，在人体能看到出血伤口；外出血分为毛细血管出血、静脉出血、动脉出血。

2. 失血量的判断

（1）失血量低于10%（约400 mL）

此时伤病员不会有明显的不适，因为机体可通过组织液及脾贮血补偿丢失的血液。一般情况下，约1 h内，循环血量就会得到补充。

（2）失血量达20%（约800 mL）

此时，机体的代偿作用不足以补充丢失的血液，因此，伤病员会出现休克的症状，如头晕、心慌、出冷汗、乏力、口干等。

（3）失血量达≥30%（约1300 mL）

此时，机体重要器官和组织由于缺血导致功能受损，伤病员会出现晕厥、四肢冰凉、尿少、烦躁不安等症状。如果伤病员持续失血，失血量大于2000 mL时，机体重要器官的功能障碍进一步加重，伤病员还会出现气短、无尿等症状，如不及时抢救，伤病员就会有生命危险。

3. 止血方法

止血是救治外出血的主要方式。

（1）一般止血法

如果出血的伤口比较小，机体可通过启动凝血机制自行止血。但为避免感染，需清洗、消毒伤口，必要时用无菌敷料包扎。

（2）指压止血法

指压止血法适用于头面颈部、四肢的动脉出血及较大范围的静脉出血急救。通过用手指把出血部位近端的动脉血管压在骨骼上，使血管闭塞、血流中断而达到止血目的。这种方法快速、有效，但因为用手指压会比较累，无法长时间压迫，所以这种方法持续时间不能很长，应根据具体情况换用其他有效的止血方法，如填塞止血法、止血带止血法等。指压止血时要注意找准动脉压迫点；压迫的力度适中，以伤口不出血为准；压迫的同时保持伤处肢体抬高。常用指压止血的方法及部位见表5-1，头颈部出血指压部位见图5-5，上肢出血指压部位见图5-6，下肢出血指压部位见图5-7。

表5-1　常用指压止血的方法及部位

出血部位	指压止血的方法及部位
头顶部出血	伤侧耳前，对准下颌耳屏上前方1.5 cm处，用拇指压迫颌浅动脉
颜面部出血	用拇指或食指在下颌角前约半寸外，将动脉血管压于下颌骨上
头颈部出血	四个手指并拢，对准气管外侧、颈部胸锁乳突肌中段内侧，将颈总动脉向后压向颈椎，但禁止双侧同时压迫，以免造成脑缺血坏死，压迫时间也不能太久，以免造成危险
上臂出血	一手抬高患肢，另一手四个手指对准上臂中段内侧压迫肱动脉（图5-6）
手掌出血	将患肢抬高，用两手拇指分别压迫手腕部的尺、桡动脉
大腿出血	在腹股沟中稍下方，用双手拇指向后用力压股动脉
足部出血	用两手拇指分别压迫足背动脉和内踝与跟腱之间的颈后动脉
手指（脚趾）出血	用拇指和食指分别压迫手指（脚趾）两侧的指（趾）动脉，阻断血流

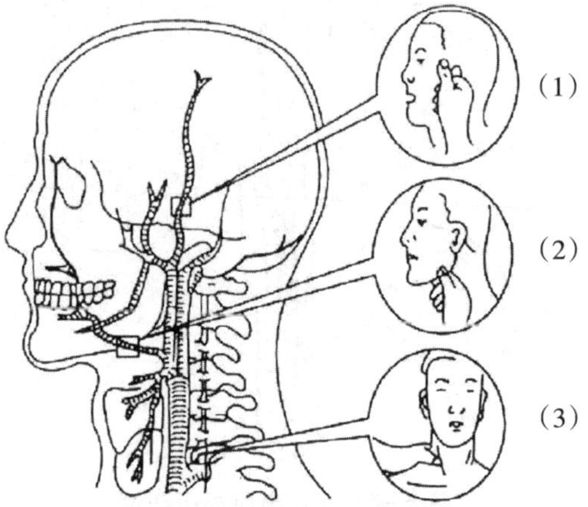

图5-5　头颈部出血指压部位

（来源　狄树亭，万紫旭.急危重症护理[M].
北京：人民卫生出版社，2020：112.）

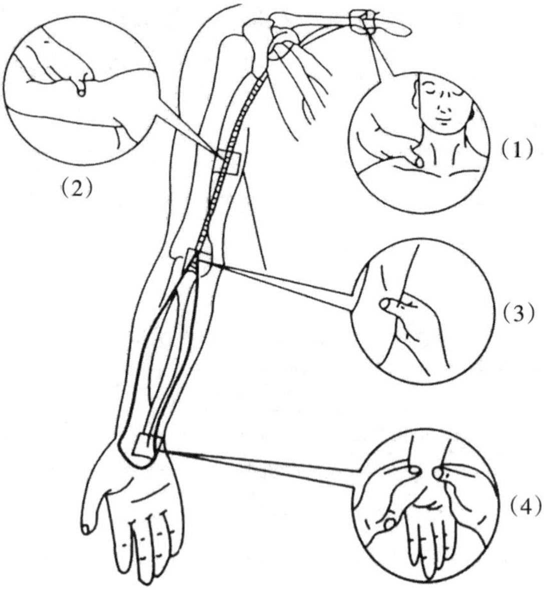

图5-6　上肢出血指压部位

（来源　狄树亭，万紫旭．急危重症护理［M］．北京：人民卫生出版社，2020：113.）

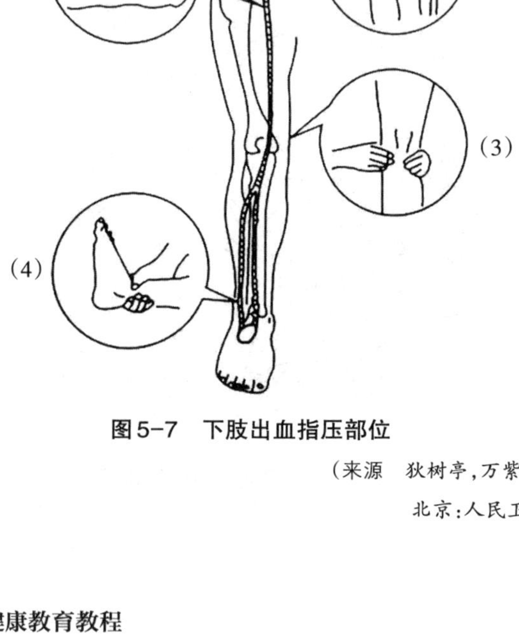

图5-7　下肢出血指压部位

（来源　狄树亭，万紫旭．急危重症护理［M］．北京：人民卫生出版社，2020：114.）

（3）止血带止血法

止血带止血法适用于四肢大血管的出血。通过扎住出血的肢体，达到阻断血流的目的。最常用的止血带是约70 cm长的橡皮管，在没有橡皮管的情况下，也可用三角巾、布带、领带等代替，但不能用铁丝、绳索等物。操作时，在准备结扎止血带的部位加好衬垫；救护者先用左手的拇指、食指和中指拿好止血带的头端，右手拿好止血带的尾端；然后，右手将橡皮管拉紧，绕肢体一圈后压住止血带的头端，再绕肢体一圈后，将右手持的尾端放入左手的食指和中指之间；最后，右手拉住头端向上，左手的食指和中指夹紧橡皮管向下拉出，使之成为一个活结。

止血带止血方法比较简单，但是要注意以下几点：

①扎止血带之前必须垫好衬垫，以免止血带勒伤皮肤。常用的衬垫是纱布块、棉垫等，紧急情况下，可以用毛巾、衣物代替。

②止血带要扎在近心端；上肢和下肢都扎在上1/3的部位，因为这两个部位只有肱骨或股骨，没有其他骨头的阻挡。在这两个部位扎止血带，不仅可以使整个肢体的血流阻断，达到远端止血的效果，而且能避免压迫神经。

③结扎得松紧适宜，过紧易损伤组织，过松则止血效果不好，一般以不能摸到远端动脉搏动或出血停止为宜。

④要在明显的地方标明扎止血带的时间及部位。

⑤每隔1 h放松止血带3～5 min，以免扎得时间过长引起肢体缺血坏死；寒冷季节应每隔30 min放松一次。放松期间，可用指压法暂时止血。

⑥止血带使用不当或时间过长，容易引起出血处远端的肢体缺血坏死。因此，要尽快送伤病员去医院处置。

（4）加压包扎止血法

加压包扎止血法属于压迫性止血，是急救中可以用到的快速止血方式，主要是通过压迫减少出血量，等待人体的生理性凝血完成，达到止血的目的，多用于皮肤皮下组织或者浅表性小动静脉出血。伤口内有碎骨片或者有骨折、关节脱位时，不能使用这种方法，以免加重损伤。操作时，在伤口覆盖无菌敷料和纱布折叠成的衬垫，然后用绷带等包扎（图5-8），松紧度以出血停止为宜。紧急情况下，可以用干净的毛巾、衣服、手帕等代替纱布块。这种方法操作简单、效果较好，但使用时间过长会引起组织缺血坏死，需尽早送伤病员入院进一步处理。

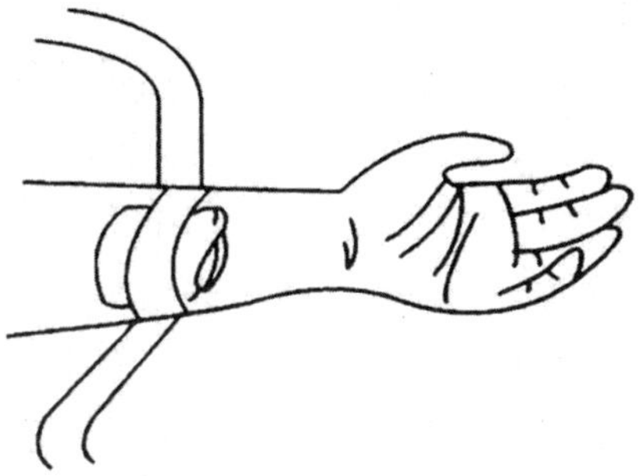

图5-8　加压包扎止血法

（来源　狄树亭，万紫旭.急危重症护理[M].
北京：人民卫生出版社，2020：115.）

（5）屈肢加垫止血法

当关节部位或者关节附近出血，但没有骨折或关节脱位时，可以用屈肢加垫止血法。此法最常用于肩关节、肘关节或者膝关节出血。操作时，在腋下、肘窝或者腘窝处放置棉垫、纱布垫等，屈曲肢体，用三角巾、绷带或者宽布条固定（图5-9），起到压迫止血的作用。但这种方法可能压迫到神经、血管，因此，要尽快送伤病员去医院进一步处理。

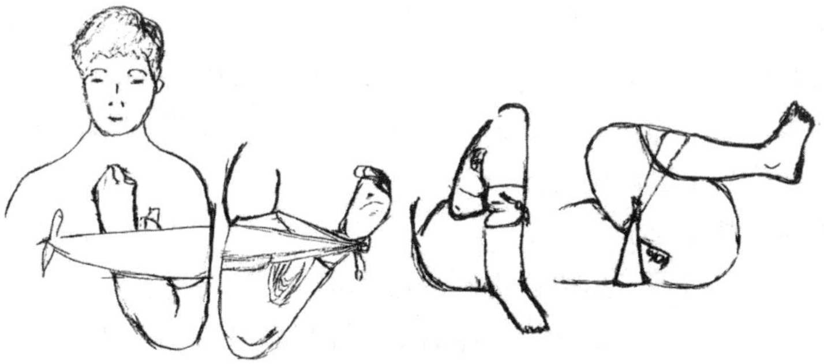

图5-9　加垫屈肢止血法

（6）填塞止血法

此种方法一般适用于四肢或其他部位较大而深的伤口，也可用于不能采用指压止血法或止血带止血法的出血部位，主要通过压迫作用使微小血管收缩，达到止血的目的。操作时，先将消毒过的纱布、棉垫填塞、压迫在伤口内；再用绷带、三角巾加压固定，松紧度以不出血为宜。

（二）外伤包扎

在进行现场救护时，救护者通常需要对伤口进行包扎。正确、有效的包扎可以起到简易止血、覆盖伤口、避免细菌入侵、固定敷料和夹板、缓解伤病员疼痛的目的。

常用的包扎用物有无菌敷料、三角巾、绷带、胶布等；紧急条件下，可用干净的毛巾、围巾、衣服等进行临时包扎。

1. 包扎的原则

包扎方法要准确；动作要迅速、轻柔，不要碰撞伤口；包扎松紧度适宜，过紧会影响血液循环，过松则达不到包扎的目的。

2. 伤口的清洁、消毒

在包扎前，要对伤口进行清洁、消毒。首先对伤病员要讲清操作目的，取得伤病员的合作；再用无菌生理盐水或清水冲洗干净伤口；然后用碘伏或对皮肤组织刺激性小的消毒剂，以伤口为中心，由内向外消毒伤口及周围皮肤；最后在伤口上垫上敷料进行包扎。

如果伤口里面有异物卡嵌，需谨慎处理。如异物较大、不容易破碎、嵌入皮肤和组织不深，可以用镊子或者止血钳轻轻夹出；如异物比较大、容易破碎、嵌入皮肤和组织，不能轻易取出，以防引起大出血、异物破碎或损伤内脏器官，应妥善固定异物后立即将伤病员送医院处理。有腹腔内脏脱出的伤病员取仰卧位，屈曲下肢，防止内脏继续突出；脱出的内脏严禁送回腹腔，防止加重感染，可用适当大小、干净的碗或盆扣住内脏（有条件时可先覆盖生理盐水纱布），然后用绷带或三角巾包扎固定；包扎后注意腹部保暖，防止肛管过度胀气。

知识拓展

常用伤口消毒液

1. 碘伏：速效、无毒，对黏膜无刺激性，可用于皮肤、黏膜的消毒。碘伏具有广谱杀菌作用，可杀灭细菌繁殖体、真菌、原虫和部分病毒。碘伏溶液不稳定，应在室温下避光保存。

2. 75%的医用酒精（乙醇）：速效、无毒，对黏膜有刺激性，主要用于皮肤消毒。75%的医用酒精能够杀灭大部分细菌、真菌以及部分病毒。酒精易挥发，应注意密闭保存。

3. 医用双氧水：即过氧化氢，使用双氧水后会分离出活性氧，活性氧能有效杀灭细菌。医用双氧水的消毒作用不够持久、深入，但有很强的清创作用，因此，非常适用于深部及厌菌感染的伤口。双氧水还具有一定的腐蚀性，用过双氧水后要用碘伏将残留的双氧水清洗干净，再用碘伏消毒3遍后包扎。双氧水的性质很不稳定，存放时间稍长就会因氧化而失效。

3. 包扎材料的选择及方法

最常用的包扎材料是绷带和三角巾。

（1）绷带包扎法

绷带由纱布或棉布制成，用于包扎伤口，是常用的一种医疗用品。绷带的种类较多，受伤的部位不同，选择绷带的种类和包扎方法也不同。用绷带包扎完成后，要检查伤处远端皮肤的颜色、温度，询问伤病员的感觉。如果皮肤颜色青紫、皮肤温度降低、伤病员局部感觉麻木，说明包扎得过紧，要进行调整，但也不能过松。

①环形包扎法

当胳膊、手、小腿、足等肢体粗细相近的部位受伤且伤口较小时，可使用此法。伤口上放置纱布块，再用绷带连续环形缠绕，每一圈压住前一圈；松紧度以能插入一根手指为宜；最后用胶布固定（图5-10-A）。

②蛇形包扎法

当伤处需要用夹板固定时，可使用此法。先将绷带环形缠绕两圈，压住绷带头；再斜行上绕，间隔的距离与绷带宽度相同，互不重叠；到末端后反折回绕一层，盖住上一层的空隙；最后固定绷带（图5-10-B）。

③螺旋包扎法

当上臂、手指、胸、腹等粗细相同的肢体或者躯干处受伤时，可使用此法。先环形缠绕绷带数圈，然后开始向上螺旋缠绕，每两圈之间重叠三分之一或二分之一，最后再按环形法缠绕绷带固定（图5-10-C）。

④螺旋反折包扎法

当前臂、小腿等粗细不同的肢体受伤时，可使用此法。与螺旋包扎法不同的是向上螺旋缠绕要进行反折。反折时，左手拇指按住反折处，右手将绷带向下拉紧，再螺旋向上缠绕肢体，最后以环形包扎结束。每圈反折盖住前一圈的三分之一或二分之一；反折点处于同一直线；为避免压迫伤口或皮肤，不能在伤口和骨突处反折（图5-10-D）。

⑤“8”字形包扎法

“8”字形包扎法适用于肩部、膝部、脚踝（髂、髁）等受伤关节部位。先在关节中部绕绷带两圈固定，然后一圈向上缠绕，再一圈向下，每圈在正面和前一圈相交叉，并压盖前一圈的三分之一或二分之一，最后固定绷带尾端。如肢体末端无创伤，应暴露在外，便于观察血液循环情况（图5-10-E）。

⑥回返式包扎法

回返式包扎法适用于没有顶端部位的包扎。先环形包扎两圈；再右手将绷带向上反折与环形包扎垂直，覆盖残端中央，然后“V”字形来回交替覆盖左右两边，左手始终固定住反折部分，每圈覆盖上圈三分之一到二分之一；最后将绷带反折环形包扎两圈固定（图5-10-F）。

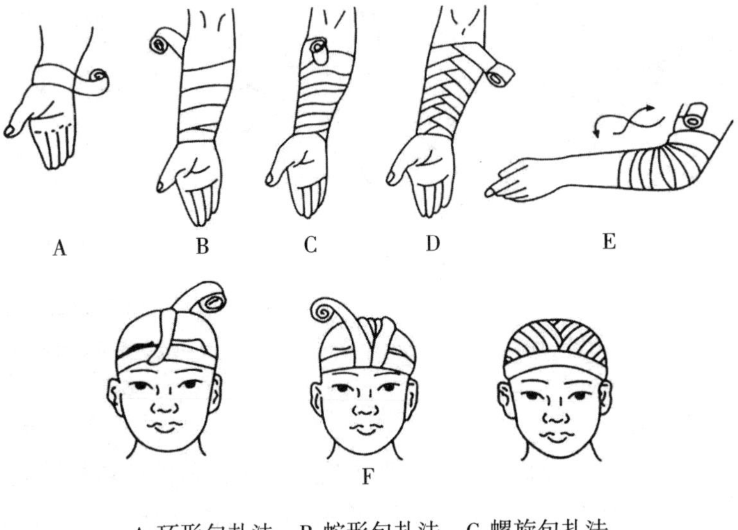

A.环形包扎法　B.蛇形包扎法　C.螺旋包扎法

D.螺旋反折包扎法　E.“8”字形包扎法　F.回返式包扎法

图5-10　绷带包扎的基本方法

（来源　狄树亭，万紫旭.急危重症护理[M].北京：人民卫生出版社，2020：117.）

(2）三角巾包扎法

三角巾是一块等边三角形的棉布，分顶角（90°角）、底角、斜边和底边，直角称为顶角，其他两个角称为底角，顶角上有一根系带，便于包扎固定。紧急情况下，没有三角巾急救包时，可将1块边长1 m的正方形棉布对角剪开，制成两条三角巾。

三角巾应用灵活，可以代替止血带使用；也可根据受伤部位的不同，将其叠成带状、燕尾状等不同形状。三角巾比较大，所以包扎部位的面积大；此外，三角巾在包扎伤口的同时，还能起到固定夹板、敷料的作用。因此，三角巾是一种比较好的包扎材料，应用非常广泛。

①头部帽式包扎法

将三角巾底边折出3～4 cm的边，正中点放在前额眉心处，顶角向后拉，盖住头顶，然后两底边沿两耳上方向后拉至枕部下方，左右交叉压住顶角，再将两底边经耳上绕到前额打结，最后将顶角向上掖入交叉处（图5-11）。

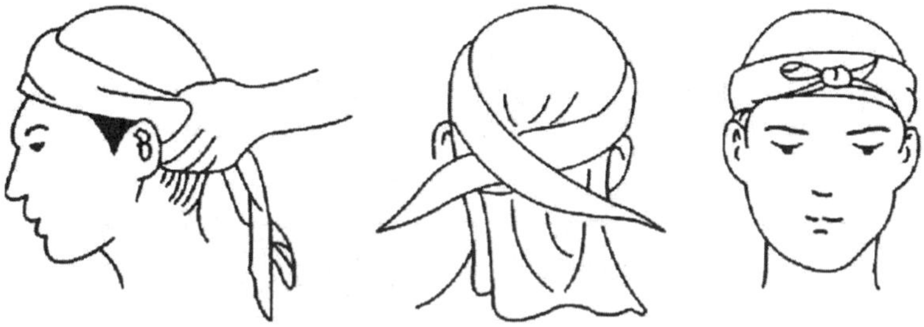

图5-11　头部帽式包扎法

（来源　狄树亭，万紫旭.急危重症护理[M].北京:人民卫生出版社,2020:118.）

②面具式包扎法

面具式包扎法用于面积较大的头部外伤。先将三角巾顶角打结放在头顶正中；然后两手拉住底角，罩住头面部，两底角拉向枕部交叉后在前颌部打结；最后在眼、鼻和口处剪洞（图5-12）。

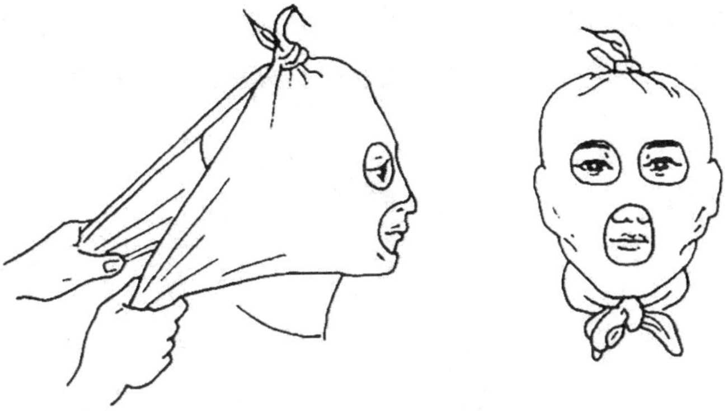

图5-12 面具式包扎法

（来源 狄树亭，万紫旭．急危重症护理［M］．
北京：人民卫生出版社，2020：119.）

③眼部包扎法

先将三角巾折成5 cm左右的带状；然后在受伤的双眼上放上敷料，将三角巾从枕下部拉向双眼，在双眼上交叉，从耳朵上方绕到枕后打结固定；最后将多余的三角巾缠绕进去（图5-13）。

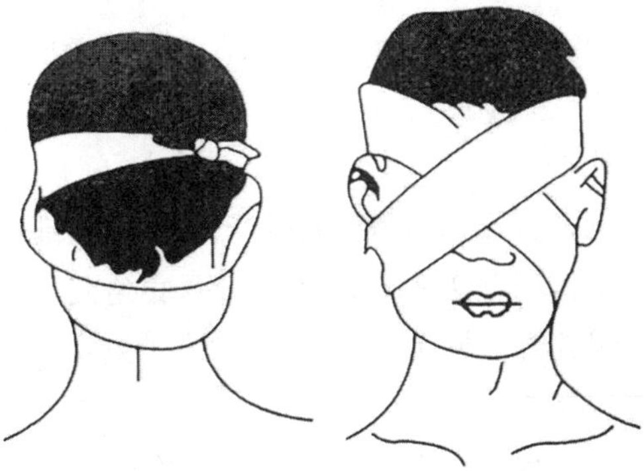

图5-13 双眼包扎法

（来源 狄树亭，万紫旭．急危重症护理［M］．
北京：人民卫生出版社，2020：119.）

④单侧胸背部包扎法

当一侧胸部受伤时，将三角巾底边横放在胸部，盖住伤口，顶角越过伤肩垂向背部；底边向上折两折至合适，将两底角拉向后背打平结，并用顶角带子与顶角相接（图5-14）。当一侧背部受伤时，方法同上，但将结打在胸前。

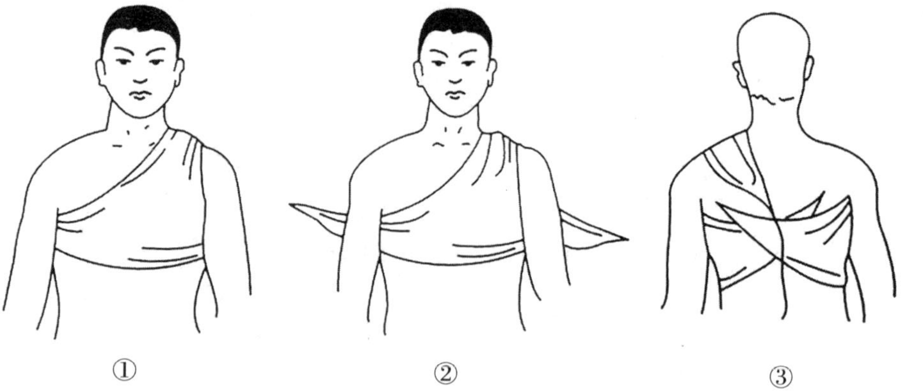

图5-14 单侧胸背部伤包扎法

（来源 狄树亭，万紫旭.急危重症护理[M].北京：人民卫生出版社，2020：120.）

⑤腹部包扎法

把三角巾顶角朝下，底边横放在腹部，两底角拉紧至腰部打结；然后将顶角经会阴拉至臀部上方，与腰部余结头打结。臀部受伤也可用此法包扎，但在腹部打结。

⑥手（足）包扎法

以手部包扎为例，将三角巾底边向上，横置于腕部，手掌向下，放于三角巾的中央，再将顶角折回覆盖手背，然后将两底角交叉压住顶角，并在腕部缠绕一圈打结。足部包扎方法同上。

⑦单侧腹股沟包扎法

将三角巾顶角放在腹股沟下方，将顶角与伤肢侧的底角绕大腿一圈后，在腿外侧打结；然后将另一底角绕过腰部，与底边打纽扣结。

⑧四肢包扎法

将三角巾折成比伤口略宽的带状，把带的中部斜放于伤口上，取带的两端分别压住带的上、下两边，包绕肢体一圈后，在避开伤口处打结固定。

⑨三角巾悬臂带法

大悬臂带法，指用三角巾将前臂悬吊于胸前，主要用于上肢损伤，但肱骨骨折禁止使用此方法。操作时，将三角巾顶角打结，顶角对着伤臂的肘部，底边与伤病员的躯体平行；把朝向伤病员内侧一端的底角放在伤病员患侧肩部，然后将三角巾另一侧的底角反折放在伤病员健侧肩部；将两底角在颈后部打结；最后整理顶角。

小悬臂带法，也是用三角巾将前臂悬吊于胸前，主要用于锁骨和肱骨骨折、上臂损伤、肩关节损伤等。操作方法与大悬臂带法基本相同，但不包住伤病员的肘部，三角巾折叠成的带子中央放在伤侧前臂的下三分之一（手腕）处。

（三）外伤固定

当伤病员出现骨折需急救时，对骨折部位进行固定。如果不加以固定，在搬运及活动时骨折部位可能会移动，造成再次损伤。此外，正确、有效的固定还能减轻伤病员的疼痛。

1.物品准备

（1）夹板

夹板是最常用的固定材料，种类较多，可依据受伤部位的特点选择适宜的夹板。使用夹板时，通常要用三角巾或绷带进行固定。在现场急救时，可以用书本、杂志、木棍等代替夹板，用衣服、围巾等代替三角巾和绷带。

（2）颈托

颈托是医用外固定支具的一种，当怀疑伤病员颈椎有损伤时，需要用颈托固定颈椎，避免在伤病员活动、移动或搬动伤病员的过程中，由于颈椎不必要的活动造成脊髓的继发损伤。

2.固定方法

（1）锁骨骨折

若一侧锁骨骨折，可用三角巾将患侧前臂悬吊于胸前，限制上肢活动，减轻锁骨负担，起到固定作用。双侧锁骨骨折时，可将一块“T”形夹板放在伤病员背后，用绷带将“T”形夹板的两端固定在肩部，将“T”形夹板的下端固定在腰部。若无夹板，先将两条三角巾折成五横指宽的带状；然后在腋窝加上棉垫；再用三角巾条带绕腋部一周，在腋后打结，把左右打结的三角巾一角拉住，在背后打结，尽量使左右肩关节后伸（图5-15）。

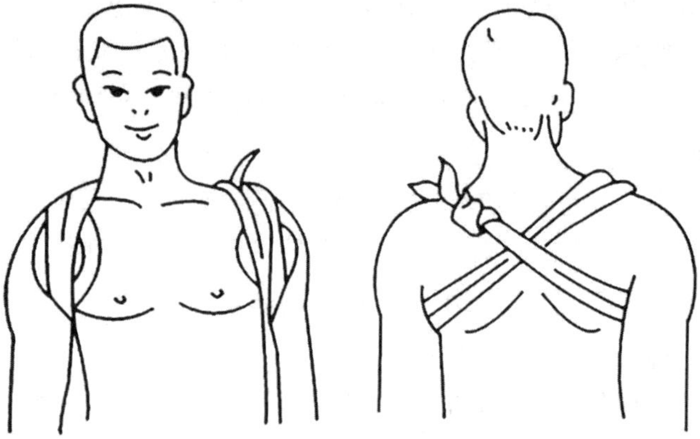

图5-15　锁骨骨折固定方法

（来源　狄树亭，万紫旭.急危重症护理[M].
北京：人民卫生出版社，2020：124.）

（2）上臂骨折

伤病员患侧手臂屈肘，救护者先用大悬臂带法悬吊伤病员的伤肢，结打在颈后；然后在伤病员伤肢和躯干之间垫上棉垫；再将另一块三角巾折叠成宽度超过伤口上下两端的宽带；最后用宽带将伤病员的伤肢固定在躯干上，结打在伤病员健肢腋下的后方。

（3）前臂骨折

伤病员患侧手臂屈肘90°，将两块夹板分别放在前臂内侧和外侧，夹板和皮肤之间垫上棉垫、毛巾等，以免夹板损伤皮肤；再用绷带进行固定；固定好后，用绷带或三角巾将伤肢悬吊在胸前。

（4）大腿骨折

伤病员伸直伤腿，救护者准备一根长度从伤病员腋窝到足跟的夹板，用棉垫保护腋下，将夹板放在伤肢的外侧，分别在伤病员髋关节、膝关节、踝关节等骨隆突处放棉垫加以保护；再准备一根长度从伤病员大腿根部到足跟的夹板，并用绷带缠绕，放置在大腿内侧；用绷带或三角巾依次固定骨折的上端、下端，再从上往下依次固定（图5-16）。注意要用靠近足跟处的绷带将足固定在功能位。如无夹板，可利用另一未受伤的下肢进行固定。小腿骨折也可采用此法固定。

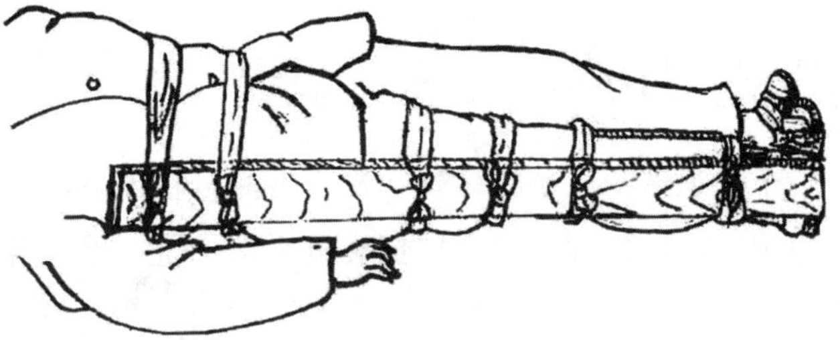

图5-16 大腿骨折法固定方法

（5）脊椎骨折

伤病员的脊椎骨折时，应仰卧于硬质担架上，用颈托固定头部，防止头部左右摇晃；将沙袋等放在伤病员身体两侧，用绷带将伤病员妥善固定于担架上，防止身体左右活动。没有颈托时，可用衣物等做成临时颈托固定；不能扶伤病员行走或让伤病员躺在软担架上；移动伤病员时，伤病员脊椎不可扭曲。

3.外伤固定的注意事项

①外伤处理的程序一般是止血、包扎，最后固定；如果伤病员出现心跳停止、呼吸停止或微弱，先进行心肺复苏。

②如果骨折断端外露明显，首先将骨残端外露部分进行冲洗消毒，用干净的纱布敷料进行包扎保护；不能现场进行还纳，避免加重创口的污染和造成继发性损伤。

③脊椎骨折者被移动有导致高位截瘫的风险，应就地取材，立即固定，不可随便移动。

④在夹板和皮肤之间要填塞棉垫、毛巾、衣物等软物，以免损伤皮肤。

⑤固定完成后，需检查患侧肢体末端的血液循环情况。

⑥尽快送伤病员入院进行处理和治疗。

（四）外伤搬运

外伤搬运指将伤病员迅速并安全转送到医院或救护站进一步救治的转送方法，适用于受伤后需转运到医院或救护站进一步治疗的一切伤病员。

1.物品准备

平车、担架、轮椅及约束带等，紧急情况下可用木板、被服、椅子、绳索、门板、毯子、梯子等替代。

2.搬运方法

（1）单人徒手搬运法

①扶持法

扶持法适用于意识清醒、伤势较轻、没有下肢及脊椎骨折的伤病员。伤病员搂住救护者的颈部，救护者一手抓住伤病员手腕，另一手从后背扶住伤病员腰部行走（图5-17）。

②抱法

抱法适用于体重较轻的伤病员，如幼儿、比较消瘦的伤病员。救护者一手抱住伤病员的腰背部，一手抱住伤病员的大腿，然后将伤病员抱起。意识清醒的伤病员可以用双手环抱救护者的颈部（图5-18）。

③背法

背法适用于神志清楚、体重较轻、没有上（下）肢及脊椎骨折、没有胸（腹）部受伤的伤病员。救护者下蹲，伤病员趴在救护者背上，救护者双手抓住伤病员的大腿，将伤病员背起。意识清醒的伤病员可以用双手环抱救护者的颈部。

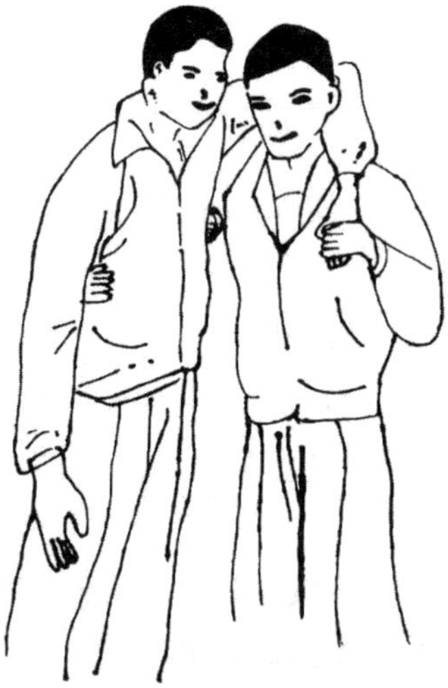

图5-17 单人扶持法

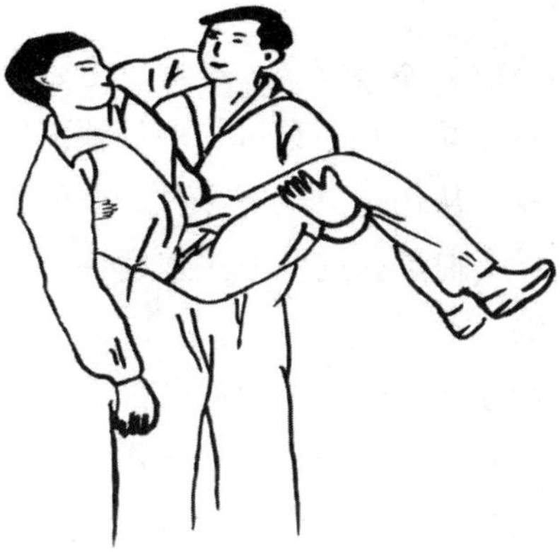

图5-18 单人抱法

（2）双人徒手搬运法

①扶持法

扶持法适用于意识清醒、伤势略重、没有下肢及脊椎骨折、尚能自己行走的伤病员。将伤病员两只手分别放在两名救护者的肩、颈部，两名救护者均一手抓住伤病员的手腕，另一手从后背扶住伤病员腰部行走。

②椅托式

椅托式适用于意识清醒、行走困难的伤病员。两名救护者蹲在伤病员的两侧，一手伸入伤病员大腿之下相互握紧，另一手交叉扶住伤病员背部；两名救护者同时站起、行走。伤病员两只手分别抱住两名救护者的肩、颈部（图5-19）。

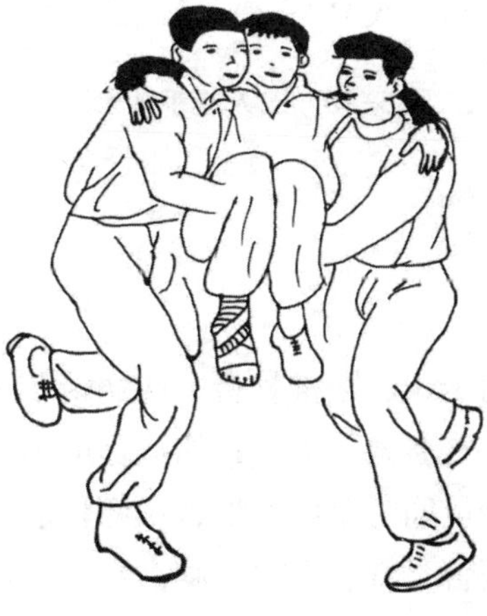

图5-19 双人徒手搬运法（椅托式）

③拉车式

拉车式适用于意识不清、体重较大、病情较重、脊椎未骨折的伤病员。一名救护者站在伤病员两腿之间，双手穿过伤病员膝下并抱住膝关节；另一名救护者站在伤病员背后，双手从伤病员腋下穿过，在胸前交叉抱紧；两人协力将伤病员抬起，在前者引导下前进。这种方法速度快、省力，搬运距离较远。

（3）三人徒手搬运法

三人徒手搬运法适用于体重较大、没有颈椎骨折的伤病员。三名救护者站在患者同侧，站在头侧的救护者两手分别托住伤病员的头、颈、肩和背部；站在中间的救护者两手分别托住伤病员的腰和臀部；站在足侧的救护者两手分别托住伤病员的腘窝和小腿部，三人同时托起伤病员，并使其身体向救护者倾斜，同时移步行走（图5-20）。

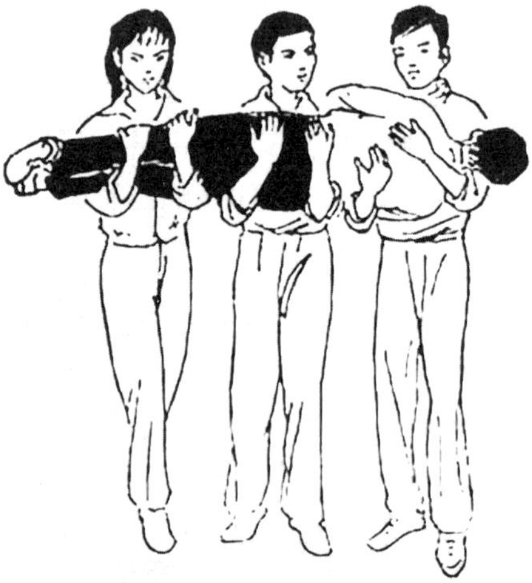

图5-20　三人徒手搬运法

（来源　狄树亭，万紫旭.急危重症护理[M].北京：人民卫生出版社，2020：126.）

（4）四人徒手搬运法

四人徒手搬运法适用于颈、腰椎骨折，或病情较重的伤病员。先将一块硬质担架放在伤病员一侧；三名救护者站在伤病员的另一侧，第四名救护者站在伤病员的头侧；四名救护员同时单膝跪地，站在伤病员一侧的三名救护者分别抱住伤病员的颈、肩、腰背、臀、大腿、腘窝和小腿部，站在头侧的救护者固定伤病员的头部；四人同时站立抬起伤病员，保持脊柱平直；将伤病员放置到硬质担架上（图5–21）。搬运有胸、腰椎骨折的伤病员时，方法同上，只是不需要专人保护头部。

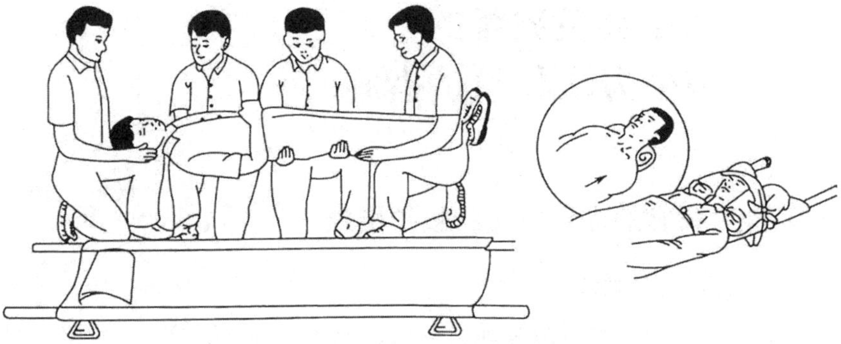

图5–21　四人徒手搬运法

（来源　狄树亭，万紫旭．急危重症护理[M]．北京：人民卫生出版社，2020：127.）

（5）器械搬运法

器械搬运法指用担架等搬运器械进行搬运的一种方法，适用于运送伤势较重、运送距离较远的伤病员。如没有担架，可用门板、床板等制作简易担架。搬运时，要将伤病员固定在担架上，并注意保暖；搬运过程中随时观察伤病员的病情。

3.注意事项

①搬运前，先对伤口进行止血、包扎、固定；有心搏骤停者先进行心肺复苏。

②搬运动作要轻要稳，保护伤病员的安全，并注意保暖。搬运途中密切观察伤病员的病情；上下坡时，伤病员头部应在高处。

③安置合适的体位：颅脑损伤的伤病员，应取侧卧位或半俯卧位；休克的伤病员，应取头低足高位；腹部损伤的伤病员，应仰卧，下肢微屈；昏迷的伤病员，头部应偏向一侧；脊椎骨折的伤病员，应取仰卧位，身体保持平直。

第二节　常见突发灾难的逃生方法和救护措施

一、地震灾害的逃生方法和救护措施

（一）地震灾害的特点

地震灾害是指由于地震引起地面振动、裂缝和变形而导致的灾难，具有突发性强、瞬间发生、破坏性大、防御难度比较大、有一定的周期性等特点。此外，地震不仅可直接造成各类建筑物的倒塌、设施设备的损害，还可能引发火灾、水灾等次生灾害，因此，地震对社会的危害远大于其他自然灾害。

（二）地震的逃生方法和救护措施

1.逃生方法

（1）因地制宜，就地避震

地震发生后，如在室内，来不及跑到户外，应立即选择容易形成三角的空间避震，如床旁、沙发前；或者躲在坚固的桌下，抓住桌腿，但不要钻到床底下；或者逃往厨房、厕所躲避。不能躲在窗户、阳台、楼梯、电梯处；也不要躲在容易倒塌的大件物品处，如冰箱、没有固定在墙面的衣柜等。

（2）蹲身抱头，保护头颈

无论躲在何处，都应保护头颈。如果躲在桌下，桌子可以起到保护头颈的作用；周围有枕头、被子等，可以用枕头、被子遮挡头部；如果没有遮挡物，就用双手保护头部，但不要压住口鼻。此外，尽可能降低重心，蹲下或者趴下并蜷曲身子。

（3）避开坠落物和危险物

避震时，要注意避开容易坠毁、掉落的建筑物或其他物品。如在室内，要避开吊灯、电扇等；在室外，要避开高楼、天桥、广告牌等；在野外，要避开陡峭的山崖、巨石等。

（4）听从指挥，有序撤离

听从现场工作人员的指挥，有序撤离，避免因慌乱导致伤人事件发生；也不要贪恋财物，切忌不及时撤离或者是撤离后又返回室内。

（5）防止发生次生灾害

地震时，如在家中，在感觉到有小的晃动时，就要立即关火关电，避免火灾发生。地震时，容易发生天然气等易燃易爆气体泄漏，所以不要随便点明火。

2.被掩埋后的自救方法

（1）保持情绪稳定

被埋者要保持冷静，不要惊慌，认真分析周围的环境，设法脱险。

（2）保障呼吸畅通

设法清除口鼻、头部和胸前的灰土和杂物，保持呼吸畅通。

（3）避免再次被砸伤

设法移开周围可能倒塌的物件，或者尽量远离可能会倒塌的建筑物，以免再次被砸伤。

（4）积极自救

如果受伤，设法用衣物简易止血包扎，避免失血过多；闻到刺激性气味时，用湿毛巾或衣服捂住口、鼻，避免吸入有毒气体；寻找食物和水维持生命。

（5）正确求救

如无法脱离，要保持体力等待救援，不要通过哭喊的方式求救，以免消耗体力；可通过敲击能发出声响的物体，如钢筋、锅等，发出呼救信号。

3.地震后的互救措施

（1）震后救人原则

“先易后难”，先救容易救的、轻伤的、青壮年和医务人员，有利于迅速壮大营救队伍；“先多后少”，先挖掘人比较集中的区域，如学校、电影院；“先近后远”，先救近处被压埋的人员。

（2）正确挖掘

救护者应先确定伤病员被埋的位置，再将泥石清除，不能用铁锹等铁器挖，以免误伤被埋者。挖掘时，先露出伤病员的头部，清除其口、鼻处的污物，通畅气道。等伤病员躯体彻底露出，才能移出，不可生拉硬拽，以免造成新的撕裂伤或者加重损伤。

（3）先救命，后救伤

心搏骤停者先立即进行心肺复苏，复苏后再进行创伤救治。

二、火灾的逃生方法和救护措施

（一）火灾的危害

起火时，不仅会产生高温高热，而且燃烧过程中还能释放出一氧化碳等有毒气体，严重威胁被困人员的生命；此外，火灾还会导致建筑物坍塌、财物烧毁、生态环境被毁等，造成惨重的直接财产损失。

（二）火灾的逃生方法和救护措施

1.熟悉环境，保证通道畅通

无论是在家中还是到了酒店等不熟悉的环境，首先要了解安全出口的位置，制定发生火灾时的逃跑路线；其次要留意灭火器、防火面罩等器材的放置地点，以便在火灾发生时迅速逃离现场或者扑灭火焰、保护自己。

2.沉着冷静，正确逃生

发生火灾时，第一时间应保持冷静，分析火情，选择最佳的自救方案。如果火势不大，有能力扑火，应先积极用水、盐、沙土、灭火器等灭火，扑救的同时可呼叫他人帮忙灭火和报警。如果火势较大，应立即报警，尽快撤离险地。撤离时，用湿布捂住口鼻，有条件者戴防火面罩；可以用冷水浇湿身体或用湿毯子等裹好全身后撤离；不要大声喊叫，否则会引起呼吸道烧伤；不能盲目奔跑，要背向烟火方向逃生。如果被困在房间内，在火势蔓延到房间内之前，关闭门窗、用湿布堵塞孔隙，防止烟火窜入，然后逃向阳台求救。

3.善用工具，逃生自救

如果住在高层，逃生通道又被大火封堵，不能乘坐电梯逃生；可以利用楼外的阳台、窗台爬到周围的安全地点，沿着落水管滑下楼；也可利用绳索，或者打湿的床单、窗帘等从窗台滑到安全的楼层或地面；除非楼层较低，不可跳楼逃生。

4.缓晃轻抛，正确求救

如果无法逃离，应尽量待在阳台、窗口，通过晃动鲜艳的衣物，最好是红色的，或抛出比较轻但引人注意的东西来求救；夜间，可通过打手电或敲打东西发出求救信号。

5.人身着火，正确扑灭

一旦身上着火，不要惊慌，迅速将着火的衣服脱下，用水扑灭或踩灭。如果来不及脱下，可以就地打滚，或者跳入附近的水池中。周围未着火的人应立即用随手可以拿到的水、衣服等将着火人身上的火扑灭。切记不能奔跑。

三、水灾的逃生方法和救护措施

（一）水灾的危害

水灾多由暴雨、急剧融化的冰雪、风暴潮等引起。洪水不仅可以淹没人口、财物、房屋，造成大量人员伤亡和巨大的经济损失，而且可能引发泥石流和传染病的蔓延。

（二）水灾的逃生方法

1.发生水灾时，立即向高处转移

室内的人员可以爬上屋顶、楼顶；户外的人可以向山坡、高地转移，或者爬到大树和高墙等高的地方上。不能爬到带电的电线杆、铁塔上，以防触电；也不要爬到泥坯房的屋顶，因为泥坯房不牢固。

2.储备充足的物资

发生水灾时，尽可能储备充足的食物、饮用水、保暖衣物、药物、通信工具及求救可能用到的物品。

3.自制救生器材逃生

如果暂避的地方已经不安全，则要迅速找门板、木盆、床单、衣物等制作逃生筏逃生。千万不要游泳逃生。

4.有效求救

通信设施良好时，可用手机与外界保持联系。通信中断时，可通过吹哨子、打手电、晃动鲜艳的衣物、集体大喊等方式求救。

如不慎落水，尽可能抓住固定的或能漂浮的东西，寻找机会逃生。

四、泥石流的逃生方法和救护措施

（一）泥石流的危害

泥石流由于携带有大量泥沙及石块，能直接摧毁各类建筑、毁坏土地、淹没人畜。

（二）泥石流的逃生方法

①如果在可能发生泥石流的城镇生活或旅游，要注意收听气象预报，时刻提防，提前制定好逃生路线；一旦发生泥石流，按原定计划逃生。

②发生泥石流时，如果是在山谷中，立即向与泥石流的方向垂直的高处奔跑；往树木生长密集的地带逃生，因为树木可以减缓泥石流前进的速度；往地质坚硬，没有碎石的岩石地带逃生；不要躲在陡峻的山坡下或是爬到树上躲

避；如果实在躲避不及，可躲在结实的遮蔽物下，或蹲在地坎、地沟里，注意同时用身边的衣物裹住头部。如果是在车内，要果断弃车逃生，逃生方向的选择与上述相同。

③逃生时，不可留恋财物，但要带上通信工具、食物和衣物，以便与外界保持联系，防止冻伤和饥饿。

第三节　常见意外伤害的预防与救护

一、中暑的预防与救护

（一）概念

当环境温度过高（＞32 ℃）、湿度较大（＞60%）、通风不良时，人体内产生的热量大于散发的热量，就会导致机体体温调节中枢功能障碍或汗腺功能衰竭、体温上升、水及电解质丢失过多，进而发生中暑。

（二）症状

中暑主要表现为中枢神经和（或）心血管功能障碍。

1. 中暑先兆

患者表现为大汗淋漓、头晕眼花、胸闷恶心、口渴，伴或不伴体温升高。

2. 轻度中暑

病情继续加重，体温升高至38 ℃以上，除中暑先兆症状外，还会出现发热症状（皮肤灼热、面色潮红）和早期周围循环衰竭症状（四肢湿冷、面色苍白、血压下降、脉搏增快）。

3. 重症中暑

重症中暑分为热痉挛、热衰竭和热射病。热痉挛可出现肌肉痉挛；热衰竭主要表现为精神疲乏、头晕、恶心；热射病是最严重的一种，可出现高热、精神障碍、休克、重要器官（肝、肾）衰竭，严重者会死亡。

（三）预防措施

避免在高温环境中长时间劳作，保持良好的通风，注意防晒，多喝水，及时补充水分。

（四）现场急救

1. 先兆中暑和中度中暑的救治

①将患者转移到阴凉、通风良好的地方，让其平卧并解开衣领，脱去其外套，及时更换被汗水湿透的衣服。

②迅速降温，如降低室温、温水擦浴、冰袋冷敷、饮冷饮等。

③密切观察病情，若症状不能缓解，及时送医院治疗。

2. 重度中暑的救治

除采用上述救治方法外，应尽快拨打“120”送医院进行急救。

二、淹溺的预防与救护

（一）概念

淹溺又称溺水，是因个体淹没或者浸入在液体中，造成气管和肺内进入液体，出现呼吸受阻的过程。

（二）症状

溺水持续时间不同、吸入水量不同，则溺水者的临床表现不同。其中，最主要的表现是由于水吸入肺内导致的窒息。程度轻者面色苍白、头痛、咳嗽、呼吸急促、胸痛；海水溺水可有口渴现象；严重者面色青紫、颜面肿胀、眼球充血、口腔和鼻腔充斥着血性泡沫样液体或泥污、四肢冰冷、烦躁不安或抽搐、上腹部明显隆起，甚至会出现心搏骤停。

（三）预防措施

①提高人们的水上安全意识，选择管理规范、设施完善的游泳场所，不到危险开放水域游泳，不独自一人在野外游泳。不在身体健康状况不佳、太饿、太饱或者酒后游泳。准备下水前，先做运动，活动身体，戴义齿者务必取下义齿。

②加强开放水域的监管，如覆盖水井、安装围栏、设立警示标志、专人值守等，降低人群与水接触的途径与风险。

③加强公共游泳场所的管理，制定和执行公共游泳场所管理办法是预防溺水的重要措施。按照我国相关规定，公共游泳场要有完善的观察设备、救生设备以及专职救生人员。

（四）自救措施

游泳时，如果溺水、抽筋、呛水，不要慌张，保持镇定，可通过以下方式自救。

1.溺水的自救措施

不要挣扎；屏住呼吸，放松全身，去除身上的重物；睁开眼睛，观察周围情况；等身体自然上浮水面时，用手掌向下划水，用脚反复交替向下踢水，加速身体上浮；头向后仰，面向上方，争取先将口鼻露出水面，一经露面，立即呼吸，并大声呼救；呼气要浅，吸气宜深。

2.抽筋的自救措施

抽筋是指由于水温过低、疲劳、疾病等因素引起的突发性的肌肉痉挛性收缩。较常见的是小腿肚抽筋，手指、脚趾、大腿、上臂等部位也有可能发生。抽筋时，首先应立即靠岸或者求救于他人。如果离岸边较远，且周围无人，可自行通过按摩、拉伸缓解抽筋。

3.被水下物体缠住的自救方法

深吸一口气潜入水中，用双手迅速解开缠绕，然后快速从原路返回岸边。切忌挣扎，以免缠绕得更紧。

（五）互救措施

①发现落水者时，施救者不要盲目下水，先要大声呼叫，尽可能呼唤多人，特别是专业救援人员参与救援。禁止不会游泳者和儿童下水救人。

②如果施救者和溺水者距离较近，施救者可伸手将落水者救出；如果距离较远，也可向水中抛投木板、救生圈、长杆等救生器材，让落水者攀附上岸；还可游泳救援、划船救援。施救者应根据事发现场情况选择妥当的方式救援。

③游泳救援时，不要从正面接近落水者，防止被落水者抱住，造成两人双双溺水；应从落水者背后接近落水者，用一只手拖着溺水者的腋窝或下颌，将其托出水面，用仰泳方式游向岸边或船。

④将落水者救上岸后，立即将溺水者的头偏向一侧，马上清理其口腔和鼻腔里的水、淤泥和杂草，保持呼吸通畅。

⑤立即倒出落水者胃内和肺内的积水。方法有：

膝顶法：将落水者俯卧在施救者屈曲的膝盖上，落水者头部下垂，排出积水。

肩顶法：抱住落水者的双腿，把落水者腹部放在施救者的肩膀上，落水者背部朝上、头胸部下垂，使积水排出。

抱腹法：施救者从落水者背后双手抱住其腰腹部，使落水者背部向上、头胸部下垂，以便胃内和肺内的水排出。

⑥心搏骤停者先进行心肺复苏，直至落水者复苏成功或专业人员到达。

育人小故事

大学生勇救溺水儿童

2019年10月20日下午2时，某高校学生张某和朋友范某正在河边游玩，忽然，看见一个小女孩落入水中。张某和范某两人立即跑到岸边，和另外一名游客利用渔网成功将小女孩救出。小女孩救上来时，意识已经丧失。张某和范某立即对其进行心肺复苏，并将小女孩肺内和胃内的水倒出。抢救20多分钟后，小女孩逐渐苏醒，恢复意识。随后医院急救的医务人员赶来，他们便将小女孩送入了医院。

张某和范某这种见义勇为、勇救落水儿童的行为真正诠释了当代大学生崇高的品德和勇于担当的时代精神。

三、触电的预防与救护

（一）概念

触电，又称电击伤，是由于一定量的电流或电能通过人体引起的组织损伤或功能障碍。接触家庭用电是触电常见的原因，有少数人会在雷雨天气遭受雷击。

（二）症状

触电后，人体损伤的程度与电压高低、电流强弱、频率以及接触时间长短等有关系。轻者出现惊慌、呆滞、面色苍白，接触部位肌肉收缩，伴有头晕、心动过速和全身乏力。重者出现昏迷、持续抽搐、心室纤维颤动，甚至心搏和呼吸停止。

（三）预防

①定期检查家中的电路，如发现故障立即维修，以防老化而引起触电和火灾。

②不擅自拆修电器，以防触电。

③插电源插头时，手指不要触及簧片；不要让孩子摸插座，尽可能使用安全插座。

④不能插着电热毯睡觉。

⑤远离有供电危险标志的一切物品，如高压线、变电器等。

⑥不可直接用手去拉触电的人。

⑦雷雨天气，如果恰好在室外，要尽快进入室内，不要在空旷处行走，远离高楼、大树、电线杆等物体；不要骑自行车、摩托车，不要把带有金属的东西扛在肩上，不要在露天游泳或划船。在室内，要及时关好门窗，不要距离门窗太近。

（四）救护措施

1.切断电源

若触电发生在家中，应立即关闭电源开关、拔去插头或拉下电源总闸。若触电发生在户外，可以用干燥的木棒等绝缘物体将电线从触电者身上挑开；如果不便接近触电者挑开电线时，可在现场20 m以外用绝缘钳子或干燥木柄的铁锹、斧头等将电线斩断。切勿直接接触伤员，防止自身触电。在潮湿的地面上操作时，为了自身安全，救护者应脚下垫干燥木块等绝缘物品，或穿橡胶鞋、戴橡胶手套。

2.紧急救护

①切断电源后，立即检查伤员的受伤情况，同时拨打“120”求救。

②症状较轻者，就地平卧休息，等待医务人员到来。同时，严密观察伤员的病情。

③心脏停搏者立即进行心肺复苏，不得延误。

④用碘伏消毒体表电灼伤创面，用无菌敷料包扎，以防感染。

⑤如果有其他合并损伤，应立即处理。

四、食物中毒的预防与救护

（一）概念

食物中毒是指摄入被细菌或细菌毒素污染的食物，或食物含有毒素而引起的具有感染性或中毒性质的一类疾病，是食源性疾病最常见的一种。常见食物中毒分为细菌性食物中毒、化学性食物中毒、动植物性食物中毒、真菌性食物中毒。

（二）症状

虽然食物中毒的病因不同，症状也有所不同，但最主要的症状是剧烈的呕吐、腹泻、上腹部疼痛，同时伴有脱水及神经系统症状，严重者可出现休克。

（三）预防

①搞好厨房卫生；避免有肠道传染病的患者加工食物；食物食用前彻底清洗，防止食品污染。

②食材保持新鲜，不使用变质的食材。

③冷食的食品应注意保存温度和时间，以防变质；熟食要完全煮熟。

④在外就餐，选择卫生条件好的餐馆进餐。

⑤不食用有毒的动植物。

（四）救护措施

1.催吐

如果进食时间较短，大部分食物尚在胃内，可以通过催吐将胃内的食物完全吐出。催吐的方法较多，可直接用指刺激咽喉，引发呕吐反射，将胃内的食物吐出；也可反复饮用淡盐水催吐；如救护现场有催吐药，亦可通过服用药物催吐。

2.导泻

可通过服用硫酸镁、番泻叶等泻药清除肠道内还未吸收的毒物。

3.保护胃肠黏膜

服用鲜牛奶、豆浆、蛋清等，可起到保护胃肠黏膜、减轻毒物吸收的作用。

4.多饮水

由于催吐和导泻会导致人体丢失大量的水分，因此，要让中毒者多饮水。

5.尽早送医院治疗

尽早将伤病员送医院治疗。除此外，注意带上食物标本，以便医生查明中毒原因。

课后练习

1.案例分析

2020年2月16日，一女子在餐厅吃饭时被骨头卡住，女子表情非常痛苦，情况很危急。正在这时，餐厅服务员从女子背后双手抱住该食客，反复冲击她的腹部，最终排出异物，女子转危为安。请问：

（1）餐厅服务员对该食客采用的是什么急救方法？

（2）结合该真实案例，请你谈谈大学生学习急救知识的意义。

2.情景模拟

九月中旬，正值秋高气爽之季，一群学生正在操场上踢足球。突然，小A倒在了地上，小B大声惊叫："呀!张老师，小A同学晕倒了，快来看看呀!"闻声，张老师立马跑来蹲在小A身旁，拍拍小A的双肩，大声呼叫："小A，醒醒！醒醒!"但小A毫无反应。这是，王老师和李老师也闻声赶来了。

（1）请同学们5～8人一组，针对该案例，每人扮演不同的角色，对小A进行施救，可适当拓展案例内容。

（2）小组进行自我评价，也可展开组间评价。

（3）教师进行点评。

第六章　心理健康教育

◆**情景导入**

在上大学之前，小雪对学习充满了信心，认为自己上大学后也会继续保持优异成绩，并准备大学毕业后继续考研究生，最终成为专业领域内的专家。但是上大学后，真实情况并非她想象的那样，同学们不仅学习好还多才多艺，如唱歌、跳舞、画画等。相比之下，小雪无任何优势可言，在学习上她尽管花了比别人更多的时间，但依旧成绩平平，有时甚至沦为全班倒数；在文艺方面，她无一技之长；因家庭经济拮据，她连套好看的衣服都没有，这些都无形中伤害了小雪的自尊心。因此，她不敢与同学交往，吃饭时独自一个人吃食堂最便宜的饭菜，将省下的钱用于买课外辅导书，课外活动也不敢参加，怕自己因动作笨拙而引起同学们的嘲笑。过去自信满满的她，现在觉得处处低人一等，感到无限的忧伤、压抑、烦恼和痛苦。第一学期她勉强通过了考试，但是第二学期一开始，她就感到压力越来越大，导致她整天心神不宁，魂不守舍，注意力也不集中，晚上失眠，现在已经无法正常学习。

工作任务：

1. 请分析小雪目前存在的心理问题。
2. 请问该如何预防这些心理问题的产生？

当今社会，随着科学技术的飞速发展，知识更新周期缩短，社会竞争日益激烈，不同文化价值碰撞冲突，人们的心理健康问题也日益突出。大学生作为接受新思想、新技术的高级专业人才，是国家的未来和希望，而维护大学生的心理健康也便具有特殊的意义。本章旨在帮助大学生认识心理健康、识别心理不健康以及促进和维护心理健康。

第一节　心理健康概述

一、心理健康的概念和标准

（一）心理健康的概念

健康是由躯体健康、心理健康、社会适应良好以及道德健康四方面组成。其中心理健康指一个人在认知、情绪／情感、意志、行为等方面都处于正常范围内，且呈现为满意、持续的心理状态。心理健康的含义包括两个方面：一方面指没有心理疾病，这是心理健康的基础条件；另一方面指能够积极维持心理健康的状态，及时解除心理困惑，纠正心理问题。

（二）心理健康的标准

心理学家马斯洛和米特尔曼共同提出了心理健康的十条标准：

①有充分的安全感；

②充分了解自己，并对自己的能力做适当的评估；

③生活目标切合实际；

④与现实环境保持接触；

⑤能保持人格的完整；

⑥具有从经验中学习的能力；

⑦具有良好的人际关系；

⑧适当的情绪表达与控制；

⑨在不违背社会规范的条件下，对个人基本需求恰当满足；

⑩在集体要求的前提下，较好地发挥自己的个性。

（三）大学生心理健康的标准

针对中国大学生的年龄、心理状态以及社会角色的特殊性，大学生心理健康的基本标准如下：

1.正常的智力

智力是指人的普遍心智才能。它是人的注意力、想象力、记忆力、逻辑推断能力、创造力和实践能力等的综合，利用经验认识和理解事情的能力，对具体情况迅速反应的能力，利用逻辑推理正确解决问题的能力。

正常的智力水平是生存、学习、工作等最基础的素质要求，是大学生胜任学习任务、应对环境变化的重要心理保证。所以，正常智力水平是评价大学生身心健康水平的基本标尺。大学生正常智力的标准是具备旺盛的求知欲和探究精神，智力构成中的各种基本要素都能积极主动投入其认识与实践的活动中，能充分发挥正常功能。

2. 情绪健康

情绪健康的主要标志为：情绪稳定，心情愉快。健康的情绪表达是大学生心理健康的关键指标，大学生的情绪健康主要涉及以下几方面：

①快乐多于不快乐，个人表现为乐观开朗，对生活充满希望、热情和活力。

②情绪稳定，善于调整和管理好自己的心态。既能适度发泄，又能及时克制。情感的表现既适应社会需要，又适应自身的需求。在不同的时期和场所都有适当的情感表现。

③如果情绪反应是由于相应的因素而产生的，其反应的强度和产生情绪反应的情景相符。

3. 健全的意志

意志，是指人类有目的地选择、判断，并执行一种活动的过程。具有健全意志的人，在果断行动、自我意识、自制力和坚忍等方面，均达到了较高层次。意志力健全的大学生在社会活动中具有明确的目的，可以准确地做出评判，用合理的方式处理出现的问题。面临问题和挫折时，可以做出合理的对策。善于控制和管理自己，不会表现出盲目、轻浮、优柔寡断、退缩、偏执、意志薄弱、言行冲动等。

4. 人格健全

人格是指一个人的总体精神面貌，是指具有倾向性的、比较稳定的心理特征的总和。人格健全是指完善统一的人格，即个体的外在表现与内在思想相协调。大学生人格健全的重要标识是：性格构成各基本要素的完美统一；有正确的自我意识，没有自我认同混乱。人格的核心是积极进取，将需求、欲望与目标和行为相统一。

5. 自我评价适当

自我评价是主体对自己思想、行为和人格特征的判断和评价。正确的自我评估是大学生身心健康的主要标准。大学生通过在真实环境中的实践和与他人的互动中来认识自己。心理健康的大学生对自我的了解与评估要与实际保持一致，对自身的优势表示满意，但不能骄傲自大；不回避或否定自身的缺陷，而是真实地接纳自我。

6.和谐的人际关系

人始终处在一定的关系之中，和谐的人际关系不仅是大学生自身健康的必然需要，也是大学生自身达到健康的必然途径。具有和谐的人际关系，是指在人际互动中能维持自身健全的人格，不卑不亢；喜欢交流，有稳定、广泛的人际圈子；有正确的交往动机，宽容和理解别人；在交往中能够客观评判他人与自我，善于学习他人的优点，补足自身的短处。

7.适应性强

有较强的适应能力是心理健康的主要特点，自身需求与周围现实环境的不协调是导致心理疾病的主要因素之一。心理健康的大学生应和社会具有良好的链接，对当前的社会局势有清晰、准确的了解，从思维上和行为上都紧随时代的发展，与社会的要求保持一致。当发现自己的需求和欲望与社会需求发生冲突时，可以及时调整自己，适应社会的发展 ，而不是逃避现实，或者盲目自大，与社会需求背道而驰。

8.心理、行为符合大学生的特征

一个大学生的心理和行为都应该与大学生群体的年龄和社会角色特征相一致，若其心理、行为严重地偏离了大学生应具有的心理、行为特征，则有可能是心理异常的表现。

知识拓展

幸福必备的十大要素

美国著名的健康心理学家戴维·迈尔斯博士提出获得幸福的十大要素是：

1.必须拥有健全的身体和健康的体魄，这是幸福的基石。吃食不挑剔，说话有条理，走路稳健。

2.切合实际的目标和期望，这是幸福的内在驱动力。一个人如果没有目标追求，幸福的河水就会在懒散中干涸。

3.自尊，这是幸福的支架，也是幸福的赐予。

4.控制感情，这是幸福的规则。过分地压抑或放纵自己的感情，会和幸福相悖。

5.乐观，是幸福的源泉。保持乐观，就能繁衍幸福。

6.豁达，是幸福的开阔地。

7.益友，是幸福的开心果。

8.合群，人缘好，幸福自会来。

9.挑战性的工作和活动性的消遣，这样的一张一弛，才会有幸福交替出现。

10.团队意识，这是幸福的蓄水池。

心理状态是一个动态变化的过程，会随着个人的成长、经验的积累等不断发生改变。一个人的心理可能会从健康发展到不健康，也有可能从不健康转变为健康，个体心理健康的状态并不是一成不变的。因此，心理健康与否的判断应该是针对个体一段时间内的心理状态和行为表现做出判断。

二、心理亚健康

心理健康的程度有不同等级，其中介于心理健康和心理疾病之间的状态，我们称之为心理亚健康。心理亚健康虽未被归为精神疾病的范畴，但是会对人的成长、发展、家庭、事业等造成很大的影响。持续存在的心理压力一方面可能导致身体疾病，引发一系列的身心疾病，如高血压、心脏病、癌症等；另一方面，心理亚健康状态进一步加重，可能造成精神疾病的发生。

心理亚健康具有持续时间短、损害轻、易调节的特点。大学生心理亚健康状态的表现有：记忆力低下，注意力不集中；烦恼不堪，焦躁不安；思维缓慢，反应迟钝；无能感，无价值感；不自信，安全感降低；疲倦感，空虚无聊感，无助感等。

第二节　大学生常见的心理问题及症状

一、一般心理问题

一般心理问题程度较轻，通过自我调节即可治愈，若辅以心理咨询效果更佳。

（一）环境问题

对于大学新生来说，离开温暖的家、熟悉的老师、同学以及从小长大的地方，进入一个完全陌生的环境，这一切都会造成心理压力。要如何调整自己以适应环境的变化，对大学新生来说是一个重要的课题。由于存在个体差异，大学生对新环境的适应时间长短不一，大部分学生两个月左右便能基本适应大学生活。但一些学生由于对家长的依赖性很大，没有完全自主生活的能力，或者对大学生涯的期望与实际的差距很大，或者因个人性格内向、怯懦等原因，短期内较难适应环境的改变。

大学新生常见的环境适应不良的表现如下：

1.饮食方面不适应

如南北饮食差异、民族饮食差异，造成学生的不适感。由于饮食不适应，会造成学生食欲下降、营养不良、精神萎靡，这会影响学生的身体发育和心理健康发展。

2.住宿方面不适应

中学时期，绝大部分学生不住学校，而进入大学，住宿环境发生改变，几人居住在一个宿舍里，缺乏个人独立空间，也会使学生产生孤僻、焦虑、抑郁、情绪化等心理问题。

3.气候方面不适应

南北气候差异，如南方学生无法适应北方冬天的严寒、北方学生无法适应南方夏天的潮湿闷热，这些都会使学生产生心情烦躁、郁闷等问题。

（二）学习问题

大学的学习较以往的学习有所不同，更加强调学生的自主性，并且在学习内容、学习形式及学习时间上都发生了巨大的变化。大学的学习内容兼顾了专业性和多样性，在学习专业知识的同时，强调学生知识拓展能力的提升；学习形式多样化，大学学习的场所不仅仅只是传统教室，网络教学的发展给大学生获得更多优质资源提供了渠道；学习时间更加自由，大学生拥有更多的自由支配时间，大学生可以对学习时间进行自我调控。大学生在适应大学学习的过程中往往会存在很多矛盾和冲突，主要体现在如下几个方面：

1. 学习目的不明确

很多学生是为了应付考试而学习。

2. 学习动力不足

部分学生因对专业不满意、学校不满意或者对学习科目不满意而缺乏学习热情，不愿意为学习付出努力。

3. 学习内容和学习方法不适应

因大学学习的科目繁多，若未掌握高效的学习方法，即使付出再多的时间和精力，依然不会取得优异的成绩，因此，学生往往容易产生自卑、恐惧、焦虑心理。

4. 学习动机功利化

轻视专业课、基础课的学习而过分追逐各种证书的考取。

（三）人际交往问题

进入大学，面对的是来自不同文化背景、不同区域及不同生活习惯的同学，怎样在新环境中和别人融洽交往，是大学生所面对的重要问题。大学的人际关系较中学阶段更为复杂，部分学生因无法适应这种人际交往模式的转变，在与他人的互动中出现各种矛盾和问题，从而引发各种心理问题。比如因人际交往障碍而导致的焦虑不安、孤单沮丧、注意力不集中乃至社交焦虑症等。人际交往问题主要表现在以下几个方面：

1. 交往需求迫切，但理想与现实差距较大

进入新的环境，大学生迫切需要友情，急于寻求志同道合的朋友，交友期望过高，往往缺乏一般性朋友，最终导致没有朋友或者朋友很少的结局。

2. 交往目的多样，但存在盲目性

多数学生把结交朋友、丰富大学生活作为自己交友的目的，盲目择友，对“朋友”不分是非，一味迁就，最终导致交往受阻，甚至出现交往悲剧。

3. 交往方式多样，但具有一定的局限性

大部分同学通过参加学生会、各种社团以及微信、快手等众多的互联网途

径，形成了多种人际关系。但仍有部分大学生交际的对象比较单一，交往范围较小；与同学交往较多，与社会交往较少；与老乡、同寝室同学交往较多，但忽略了与其他同学间的交往；只愿与爱人、密友相处，不愿意与其他同学相处。

4.交往自主性增强，却容易以自我为中心

大学生人际关系中的自主权增强，但常常容易只注重自身的需求和情感体验，而忽视别人的需求和感受，缺乏对他人的同情、认识和理解。这种以自我为中心的人际关系，通常都很难保证人际交往的品质。

（四）经济问题

大学生所面临的经济问题，主要体现在如下三个方面：

1.缺乏理财观念

大学生面对自己掌握费用开销的问题，由于大多数学生缺乏理财观念，花钱没有计划，往往到月末或者学期末处于“赤贫”状态，这会引起学生的焦虑、恐惧情绪。

2.学生之间的贫富差距

富裕家庭的学生穿着时髦，挥霍浪费，甚至以此为炫耀的资本。相反，对于更多来自普通家庭的学子，固定生活费让他们囊中羞涩，处处省吃俭用，往往容易产生自卑感。

3.校园贷、网络贷肆意横生

在虚荣心的驱使下，部分学生一方面通过校园借贷、网络平台借贷来购买名牌衣服、化妆品、电子产品等，以此来满足自己的虚荣心；另一方面他们的心里又充满了迷茫、空虚、自卑、无价值感等感受，还有的学生甚至因为无法偿还贷款而走上犯罪或者自杀的道路。

（五）恋爱与性心理问题

爱情问题是人类永恒的话题，也是人类身心发展到一定阶段的必然结果。大学生性生理已发育成熟，性意识较强，且对爱情满怀憧憬，因而大学生谈恋爱已变成社会普遍现象。但如何正确对待爱情与学业却是每个大学生都应该认真思考的问题。由于年龄、知识、经验的不足，大学生谈恋爱可能会对自身产生一些负面的影响。因此，如何树立正确的恋爱观、学会爱的艺术、培养爱的能力是很多大学生需要学习的。大学生在恋爱中容易出现的问题主要有以下几点：

1.恋爱动机不端正

恋爱应该是建立在爱慕的基础之上，双方可以相互沟通交流、共同促进成长。但是部分大学生谈恋爱的动机并不是因为爱情，不正确的恋爱动机可以归纳为以下三点：一是为了摆脱孤独，因为大学生活和学习的压力，常常会让学生产生挫败感和孤独感，因此，希望通过建立恋爱关系寻找情感寄托来缓解压力和孤独。二是因为虚荣心，大学生普遍建立了恋爱关系，部分学生会觉得如果自己不谈恋爱，就表明自己是不值得被爱的人，甚至会被别人看不起，于是在虚荣心的驱使下谈恋爱。三是因为好奇心，大学之前谈恋爱是被禁止的，大学新生对谈恋爱充满了渴望和好奇，于是到大学之后在好奇心的驱使下谈起恋爱。

2.缺乏恋爱规划

很多大学生对恋爱缺乏规划，只是为了恋爱而恋爱。他们并不认为恋爱是值得慎重审视的一件事情，因此，盲目恋爱、随意恋爱。

3.缺乏恋爱能力

缺乏恋爱能力是大学生普遍存在的问题，主要表现在以下几点：第一，缺乏拒绝或接受爱的能力。部分大学生面对异性的追求，缺乏理性的分析和判断；在遇到爱情时又消极逃避，不敢面对和接受。第二，恋爱耐挫力弱。爱情并不是一帆风顺的，当遭遇挫折时，大学生往往容易产生自卑、抵触、退缩心理，甚至走向极端，做出危害生命健康的行为。第三，解决问题的能力差。在谈恋爱的过程中遭遇冲突和分歧时，大学生因缺乏解决感情冲突的能力，而一味逃避，往往以失败收场。

（六）职业规划问题

正确的职业规划有利于个人未来的发展和个人价值体现。在进行职业规划时，对自身个性、能力进行客观、公正的评价以及对社会人才需求现状的正确认识是需要考虑的两大因素。在进行职业规划时，大学生往往容易出现以下问题：

1.择业目标与自身能力不符

因缺乏对自身能力的正确认识，大学生进行职业规划时往往容易出现择业目标与胜任能力不一致的情况。

2.盲目攀比，错失良机

在择业时，部分大学生不是根据自身的个性特征、能力特征及社会就业现状来选择适合自己的岗位，而是和周围人盲目攀比，只注重工资待遇、社会地位等因素，而错过更好的发展平台。

3.依赖严重，缺乏主动性

在进行职业规划时，部分大学生缺乏自信心和主动性，而是一味依赖家长或亲戚的帮助。

二、严重心理问题

（一）抑郁症

抑郁症又称为“心灵感冒”，患者往往表现为情绪低落、兴趣下降和精力下降。但这种感觉通常会占据病人一天中的大部分时间。病人常表现为：忧郁、沮丧和孤僻，同时也可伴有不安、暴躁和易怒等表现；容易显示出负性的自我评价，夸大了自身的缺陷、自卑、内疚等，甚至产生自杀或轻生的念头；丧失业余爱好，不愿参与休闲活动；拒绝与别人来往，在社交时信心不足，严重者悲观失望；出现食欲下降、入睡障碍等表现；注意力不集中，说话、动作迟钝，对学习缺乏信心，成绩下降等。对于抑郁症患者，常以心理治疗方法为主，辅以药物治疗。常用的心理治疗方法包括认知疗法、行为疗法等。

（二）强迫症

强迫症患者的主要症状为重复产生某种观点、意象，或者重复做出同一个动作。这既非外力胁迫也非本人所愿，因此，常感到焦虑。患者明白这种思想或行动是不合理、无谓的，但无法控制。强制的观念、意象，如强制性疑虑、强制性回想、强制性穷思竭虑、强制性联想等；强制性行为动作，如强制性计数、强制性意向、强制性洗手、强制性检查、强迫性仪式等。对强迫症患者，心理治疗以及药物疗法均有举足轻重的意义。常见的心理治疗方式包括支持疗法、认知疗法、精神分析疗法和森田疗法等，认知疗法对治疗强迫症作用显著。

（三）焦虑症

焦虑症患者的基本生理表现有：呼吸窘迫、心跳加快、流汗、颤抖、肌肉紧绷等；基本情感表现有：紧张、恐惧、烦恼、易怒、痛苦感等；认知思考表现有：无法集中注意力、脑中一片空白、恐惧、无法控制等。焦虑症和一般的焦虑情绪反应不同：第一，它是指缺乏具体对象和内涵的紧张、恐惧和不安；第二，患者感到好像一种威胁即将来临，但又说不出到底面临着什么威胁；第三，时间很长，若不加以积极而有效地处理，数周、数月或迁延至数年都难愈。焦虑症的治疗效果、预后都相对较好。适合焦虑症的心理治疗方法有生物反馈疗法、认知疗法、肌肉放松疗法等。

（四）恐惧症

恐惧症患者对特定场合或客体产生了强烈恐惧感，即使明知没有必要，但仍无法控制。发作时有自主神经症出现，对恐怖对象有回避行为，以此来消除不安和焦虑，这种无必要的回避对其工作和生活造成了严重影响。

恐惧症的临床表现有：

1.公共场所恐惧症

对某种特殊环境恐惧，如广场、人群密集的场所等。因其害怕没有离开的出口而对特定环境极力回避。

2.社交恐惧症

对社会场合和人际交往恐惧，如不敢在公众场合讲话，害怕与人对视等。因其害怕别人发现自己的笨拙，所以会出现回避行为。

3.特殊恐惧症

对特殊的物品、情景以及活动产生的局限性恐惧，如动物、鲜血、黑暗等，这种恐惧始于童年或成年初期。

心理治疗是治疗恐惧症的主要方式，可以采取认知疗法、系统脱敏疗法和暴露疗法，这些治疗方法均有良好的效果。

（五）进食心理障碍

进食心理障碍是指以进食行为反常、对饮食以及体重和体型的过度重视为主要临床特点的一类病症。进食心理障碍常见的主要有神经性厌食和神经性贪食两类。神经性厌食的主要特点是病人严格地为自身制订了饮食规划，并往往采用节食、禁食等不同方式有意地造成体重低于正常体重的下限。而神经性贪食的主要特点则是病人不断出现无法控制的对食物的强烈欲望和进食冲动，具体表现为不断存在的发作性暴食，在短时间内食用了大量的食物，但随后又进行了不适当的抵消行为，如自我诱吐、滥用泻药、间歇禁食以及过量运动等。歪曲的身体意象和病态地追求完美，是大学生进食心理障碍发生的主要因素。

（六）睡眠-心理障碍

睡眠-心理障碍是睡眠-觉醒过程中发生的各种功能失调，具体表现为睡眠量失调以及睡眠中出现异常行为。其中睡眠量失调如失眠，表现为入睡障碍、易醒、早醒或浅睡等，整夜睡眠时间不足5 h。睡眠中的异常行为，如梦呓（说呓语）、梦魇（做噩梦）、梦游症、夜惊（入睡中突然骚动、惊叫、喘息、心跳加快、浑身多汗、定向错乱或产生幻觉）、不自主地笑、磨牙、肌肉及肢体不自主跳动等。

（七）精神分裂症

精神分裂症是一组病因不明的常见精神病，多发于16～40岁的人群，常有认知、思维、情感、行为等方面的功能障碍以及精神活动与环境不协调等表现。患者常常反复发生语言幻听、思想断裂、思路割裂、语言不连贯等现象，甚至出现思想内涵的匮乏、思维被控制、被洞悉、思想被插入、被广播等幻觉。

（八）偏执性精神病

偏执性神经病是以妄想为主的精神疾病的统称。该病的主要原因可能是患者的人格缺陷及人格不健全，并在社会、心理因素的作用下逐渐发展起来。偏执性精神病的主要特点为偏执、猜疑以及对他人普遍的不信任，认为别人的动机都是恶意的。例如，没有依据的情况下猜忌别人在剥削、伤害、侮辱他。偏执性精神病患者虽然自己也能感觉到社会适应困难以及工作、生活不愉快，但并不认为是自身的问题。

第三节　大学生心理健康问题的原因与维护心理健康的途径

一、大学生心理健康问题的原因

（一）个体内在原因

大学生正处在青少年阶段，因为生活经历缺乏以及认识范围限制，导致心智发展的一些方面滞后于生理的发展速度，因而在其心智发展过程中难免出现不少尴尬、苦恼、迷惘与痛苦。大学生的个体原因是影响并控制其身心健康的主要因素，主要体现在如下几方面：

1. 自我意识缺乏客观性和正确性

自我意识是个体对自己身心活动的觉察，即对自己的认识，主要包括对生理状况（如身高、体重、体态等）、心理特征（如兴趣爱好、能力、个性等）以及自己与别人的关系（如自己与别人的互动，自己在团体中的地位与影响等）的认知。正因为人具有自我意识，才能对自己的思想和活动进行自主控制，通过不断地自我监督、自我修养、自我完善，才能形成完整、稳定的个性。大学生对自我认识和自我评价有着强烈的兴趣，但常常缺乏客观性和正确性。有时因自我评价过高而出现自负骄傲、眼高手低、偏离实际的现象。一旦遭遇困难和挫折，又很容易进入对立面，产生自卑、退缩、逃避等消极表现，自我评价过低，无法客观、真实地认识自我。所谓“人贵有自知之明”，因此，大学生应该通过全面的自我了解、真实的自我评价、合理的自我控制，在积极的自我提高和自我尝试过程中发现自己新的支点。

2.个体的人格缺陷

在相同的生活环境中，即使经历了同样的挫折，不同的人却有着完全不同的反应模式，这与人的人格特征紧密相关。健全稳定的人格是大学生心理健康的重要标准。因人格构成比较复杂，各种因素都会影响其人格的形成。在人格的发展过程中，不良因素的影响往往会造成人格发展缺陷。近年来，人们在对大学生所开展的心理健康教育与心理咨询工作中发现，大部分心理疾病的出现均与人格缺陷有关。如偏执型人格障碍导致偏执、嫉妒、多疑，且很难和他人融洽相处；强迫型人格障碍往往体现为自我怀疑、过度自我束缚、焦躁不安、苦恼等；自恋性人格障碍则主要表现为自负，不接受批评和意见。人格障碍一旦产生便很难矫治，故应以预防为主，从小便开始教育，以最终形成健全、理想的人格，具备良好的社会适应能力。

3.缺乏正确的人际交往知识

人际交往的优劣，不但会影响大学生的学习、生活与工作，还会对大学生的自身认知形成重大影响，并最终影响大学生的身心健康。大学生往往充满活力、思想活跃、兴趣爱好广泛，对人际关系的需求也比较迫切。但由于其心智发育不完善，在人际关系中往往理想主义色彩比较浓厚，渴望在现实生活中找到知音，但如果梦想与实际生活相悖，则对人际关系发展形成了阻碍，从而产生心理问题。有的大学生以自我为中心，忽略相互尊重、平等、互惠的社交准则，一味孤芳自赏、自视清高，在人际关系中容易遭受挫败，进而产生失落、孤独的感觉；有的则较为自卑、自我贬低，认为自身处处都比不上别人，从而在人际关系中自信不足，畏首畏尾，逃避交往。

4.缺乏科学的社会认知

中国目前正处于经济社会发展的大转型时代，一方面，传统文化价值观和社会伦理行为规范受到冲击；另一方面，全新的道德行为标准还没有形成，因此，使得大学生感觉迷茫不安、无所适从，并由此产生了价值迷惘、品德滑坡和人性扭曲等现状。经济社会活动中的短期性行为、拜金主义、享受主义和极端个人主义等比比皆是。正处在敏感期的大学生由于对社会关系的复杂性还没有科学、全面的认识，更易于受到社会生活中消极因素的影响，由此形成消极、悲观、沮丧、偏执等心理问题，甚至出现攻击型或反社会型的性格障碍。

（二）家庭环境的影响

家庭教育是每个人生命发展中最关键的环节，而家长则是第一任教师。因此，家长的教育方法、性格特征、人生观、价值观、文化程度、职业特征等，都会直接影响子女的性格特征和心理素质。家长的病态心理也会直接影响孩子的心理，不正常的家庭关系往往会导致一个人产生不正确的心理和行为。如果家庭氛围紧张，或者家人关系不好，特别是父母离婚，往往会使得子女们形成不良的性格特征，如自卑、多疑、冷漠、孤独等。而这种不良特质也会使其在人际关系中产生阻碍，具体表现为没有爱心、对人际交往冷淡、对人际关系退缩、害怕等心理问题。研究表明，父母的文化程度越高，思想、观念越开明，教养方式越民主，子女的心理问题就越少，而父母的文化程度越低，思想观念越封闭，教养方式越专制，子女的心理问题就越多。

（三）学校环境的影响

学校环境会对大学生的心理健康形成直接的影响。受应试教育制度的影响，社会各界对人才的选拔，一直以来都是以学历和成绩为主要标准，因而学生为追求高分而疲于奔命成为普遍现象。高强度的学业让他们产生了很大的压力，许多学生常常感到学校生活乏味、沉闷，从而产生抑郁、烦恼、兴趣缺乏、学习动力不足等不良心理倾向。部分大学生进入大学后觉得理想与现实差距过大，对学校、专业不满意，从而敷衍学习，消极懈怠。同学之间的交往常仅限于生活上和学习上的一些交际，缺乏深层次的沟通与认知。大学生出现失望、自卑、孤独、抑郁的现象非常普遍。大学生如果不能正确看待自己的不足之处，不能正确处理各种挫折和冲突，不善于自我调节和管理，以上心理问题就会产生并影响其学习效率与生活质量。

（四）社会环境的影响

随着科技的发展，社会信息传播速度提高，知识更迭周期逐渐缩短，社会竞争越来越激烈，社会物质流动需求增加，人类生活节奏不断提高，人们的思想观念与行为都不断地发生着变化，最终造成生活方式以及价值观念的转变。在社会的改革与发展中，多种相互冲突的价值同时存在，这些冲突造成大学生心理的不确定性和混乱。由于大学生的自我意识尚未完全成熟、价值选择和判断仍缺乏稳定性和统一性，他们在处理价值冲突的问题时容易产生紧张、迷茫以及困惑。另外，由于社会的不断进步，如社会人才需求的变革、信息化技术的高速发展，国际大环境的变动等，已经给大部分大学生心理上带来了压力。大学生如果不能正确看待这些问题，及时进行自我调整，日积月累，就可能造成心理障碍而影响学习和生活。

二、大学生维护心理健康的途径

大学生应主要通过以下四个途径来维护心理健康：

（一）掌握心理健康知识

①阅读心理学相关的书籍、浏览网络信息、听心理学健康讲座等获取心理健康知识。

②选修涉及心理健康知识的课程，如大学生心理健康、大学生健康教育等课程，以获取心理健康知识。

③参与各种与心理健康相关的实践活动，如参加心理健康主题班会、心理沙龙、心理剧表演、心理健康教育活动周（月）、心理知识竞赛等方式获取心理健康知识。

④与心理学专业人员沟通交流，以了解更多的心理健康相关知识。

（二）积极进行自我调整

1.树立符合实际的奋斗目标

目标是前进的动力，只有确定明确的目标，并朝着这个方向努力，大学生才可以摆脱心理的迷茫和困惑。好的目标，是基于自己的意愿，在自己能力范围内，通过努力可以实现的。目标的设定应由长期目标和短期目标相结合，制订行动计划并付诸行动。

2.了解自我，悦纳自我

①通过多角度、多途径认识自我，评价自我。既不可骄傲自大，又不可妄自菲薄。

②通过他人的反馈来认识自我，正确分析反馈结果，避免因分析偏差而导致自我认识误差。

③通过社会实践认识自我，在实践中逐步提高和拓展自身的能力，并由此增加与社会接触的机会，积累经验，促进自我了解。

④不用完人标准衡量自己。“金无足赤，人无完人”，绝对的完美并不存在，要正确看待自己的优缺点，正确看待得与失，以免引起不必要的消极情绪。

3. 学会管理和调整情绪

①培养乐观主义精神。面对挫折不气馁、不放弃，心怀梦想，努力不止，从而轻松、从容地应对生活。

②合理宣泄。当遭遇挫折和失败时，应采取合理的方式宣泄自己内心的压力，比如向家人、朋友、同学或老师倾诉，或者通过写日记、参加体育运动等方式来宣泄自己的压力与不快。

③培养兴趣爱好。大学生可基于自身的个性特征，逐步培养兴趣爱好与业余爱好，积极参与各类有益的社会活动，以扩大生活圈子，充实精神世界，并拓宽视野和胸襟。

4. 建立良好的人际关系

①培养良好的品质。基于了解自我、悦纳自我的基础，进一步培养自己乐观、宽容、担当、诚实等良好的品质，努力克服和改造不良的性格特征。

②人际交往时不要处处盲目竞争。坚持信任、宽容和谅解的原则，学会理解别人、包容别人。

（三）寻求心理帮助

当大学生在生活中遇到困难、挫折与失败时，在感到压抑、孤独、焦虑、绝望时，当心理压力过大而无法自我调节时，应积极寻求和接受心理咨询或心理治疗。此外，也可进行自我暗示辅助治疗，如冥想放松法和自主训练法。自我暗示是在思想或言语的指导下，通过对自我施加影响以达到保护心理健康、防止心理障碍和治疗心理疾病的目的。通过自我暗示，人们能够调理自己的心态、心理、感情、毅力甚至记忆、思维能力等，因此，具有十分积极的意义。

知识拓展

冥想放松法

你可以用一件真实的物件，它可以是一个水果、一本书或者任何一样东西，来发挥自我想象的能力。以观察一块手表为例，具体做法是：

（1）凝视手心里的一块手表，反复、仔细地观察它的形状、材质、颜色；用心地聆听它的每一次嘀嗒声；然后用手触摸它的每一个部位，感受它的质地和触感，再闻闻它有什么气味。

(2) 闭上眼睛，回忆这块手表都留给你哪些印象？

(3) 彻底放松肌肉，排除杂念，想象自己变小，钻进了手表里，想象一下，你在里面看到了什么？你感觉到了什么？你喜欢这种感觉吗？

(4) 想象自己走出了手表的内部，恢复了原样，记住刚才在手表里面所看到的、想到的和感觉到的一切，然后做5次深呼吸，缓缓睁开眼睛，你就会感觉到头脑清爽，心情放松。

自主训练法

其中较简单的一种方法步骤如下：

(1) 取坐姿，把背部轻轻靠在椅子上，头部挺直，稍稍前倾，两脚摆放与肩同宽，脚心贴地。

(2) 两手平放在大腿上，闭目静静地深呼吸3次，排除杂念，把注意力引向两手和大腿的边缘部位，把意念放在手心。

(3) 不久，你会感到注意力最先指向的部位慢慢地产生温热感，然后逐渐地扩散到手心全部。这时，你反复默念“静下心来，静下心来”，两手就会暖和起来。

(4) 做5次深呼吸，慢慢数5下，睁开眼睛。

（四）参与团体心理辅导

团体心理辅导工作通常是由1～2名心理治疗师负责，以集体聚会的形式组织多个存在相似或不同心理问题的成员参加培训。团体培训的目的，主要在于训练人的自信心和归属感。而团体心理辅导中强调参与者要用真心换真情，温暖自己，感染别人。整个过程中，参加者都要积极参与，热情互动。在治疗阶段，团队成员就大家所共同关注的问题展开探讨，观察和分析有关自己和他人的心理行为反应、情感体验等，从而帮助改善自己的行为。团体心理辅导的主要特点是随着时间的增长，团体内成员之间自然就会逐渐建立一个互相合作、信赖、支持、协助的组织关系。而这个关系也会促使参加者们尝试以不同的视角来对待生活，通过观察并剖析他人的问题，对自身的问题产生更深层次的理解，从而在他人的协助下处理好自身的问题，进一步扩展思路，丰富心智。

课后练习

进入大学后，建立良好的人际关系，是大学新生面临的一个重要任务。为了促进大家融入新集体，认识新同学，结交新朋友，尽快适应大学的新生活，班级可以组织以下两个活动：

1.我想有个“家”

具体操作：

①开始时，让全班同学围圈拉手，体会组成一个“大家庭”的温暖。

②指挥员下令：“变，4人一组。”全班马上按要求组成4人组，形成“新家”。以此类推：组成5人一组、7人一组。

③分享：无“家”可归的人向大家谈谈孤独无助的感觉。

2.第一次握手

具体操作：

①活动准备：将8张卡纸剪成心形，再把每个心形按小组人数随意剪成几块，每块后面写上组号，分发给每位同学。

②寻找“家人”。学生在领到的卡纸正面写上自己的名字，离开座位，拿着卡纸寻找自己的“家人”。

③将同组成员的卡片拼在一起，组成原来的心形，看哪组拼得快。

④分享：每组讨论，由代表分享心得。

指挥员总结：人是社会的人，人人都渴望被他人接纳和喜欢，能够彼此关心和帮助。如果离开集体，则会失去安全感。我们来自五湖四海，很多同学是第一次离开父母，以后学校就是我们的“新家”。如果哪位同学生病了，或遇到困难，大家要关心他、帮助他，这种“家”的感觉很温馨。营造一个温暖、和谐的集体人人有责，我们要共同建设好这个“家”。

第七章　专题健康教育

第一节　生命教育

生如夏花，短暂易逝，却极尽美丽。每个人从呱呱坠地开始，都在不断创造着奇迹，绽放着生命的精彩，世界也因人类生命的存在而不断发生变化。

◆**情景导入**

小云是一名大一在校学生，从小家教严格，走进大学校园，终于不用每天面对唠叨的父母。小云整日沉浸在手机中，有次打开网页，她看到一则关于借贷app的广告，宣称无抵押、无征信、放款快，最近手头不怎么宽裕的她就抱着试一试的态度借了500元，为自己购买了衣服，尝到甜头的她，每次想买东西就去借款，但大多数情况下都不能如期还上，再加上这些借款app高额的利息，很快，她就陷入了以贷养贷的恶性循环之中。短短一学期下来，她总共欠了1万多，她的家庭本来就不富裕，她不敢将这个事情告诉家人，承受着巨大的心理压力，陷入绝望的她留下一纸遗书，选择了跳楼，结束了年仅20岁的生命。

一、生命的含义

（一）生命的定义

在汉语中，“生”字早在甲骨文中就有记录，其本义是指草木破土而出，引申为事物的“从无到有”“出现、发展”，再引申为母体产子、生命的孕育。“命”字本义是“口令”，后引申为“命运”。古人认为“生命”即是指“活着”，是相对于“死亡”的概念，也指整个人类的繁衍不息和不断进步。

我们能准确说出哪些东西有生命，哪些东西无生命，但要给生命一个准确的定义却是千百年来的难题。生理学认为生命是由核酸和蛋白质等物质组成的分子体系，它具有不断繁殖后代以及对外界产生反应的能力。现代生物学认为生命必须同时具备自身繁殖、生长发育、新陈代谢、遗传变异以及对刺激发生反应等复合现象。遗传学则指出生命是通过基因复制、基因突变和自然选择而不断进化的系统。在哲学上，将生命的外延进一步扩展，认为生命就是发生、存续、消亡的物质系统，从这个角度看，世间所有一切都是有生命的。

而人的生命和其他生物有何不同呢？马克思认为，人与其他动物的区别就在于人们以自己的生产劳动为中介与自然界发生关系，而不是像其他动物那样直接活在自然状态之中。可以说，人是有意识的，与其他生命本质的不同在于人能意识到自己的存在，并对人生的意义有所思考。

（二）生命的特征

根据对生命的理解，人的生命具有以下特征：

1. 生命的偶然性

我们知道，受精卵是由1枚精子和1枚卵子组成的，大多数情况下，女性每个月只会排出1枚卵子，男性虽然每次射精能排出上亿颗精子，但这些精子要经过重重障碍，最终可能只有一颗才能成功和卵子结合形成受精卵，在母体内经过十个月孕育，一朝分娩后新生命诞生。由此可见，每一个生命都是一个很偶然的事件。

2. 生命的有限性

人的寿命有长有短，但终归是有限的，这个事实谁都改变不了。虽然很多人都想求得长生之法，但他们注定会失败。英国的一位生物学家巴风根据哺乳动物的平均寿命和生长周期，推算出人类的寿命是生长期的5～7倍，也就是100～175岁，称为巴风系数。也有研究认为人类细胞的分裂上限是50次左右，被称为海弗里克上限，据此推断人类的寿命在120岁左右。但是无论是活到多少岁，人还是难免一死，且不说我们还会面临突如其来的疾病、人为的或自然的灾害以及各种偶然事件，大多数人是到不了自然寿命的。但正是因为死亡是不可避免且不可预测的，所以生命才显得更加珍贵。

3. 生命的不可逆性

人的生命过程只有一次，而且永远是不可逆的，一分钟也不停留，就如一趟单程的列车，过去的只能留在回忆里，却永远不能再来。即使科幻片中有时间旅行、回到过去的说法，但也只能是回到过去，而不能改变过去。孔子面对匆匆流过的河水，不禁感叹："逝者如斯夫，不舍昼夜。"生命的这种不可逆性，让人们不免产生深深的惋惜和悔恨，但也提示着人们要珍惜眼前的一切，不念过往，不畏将来，过好当下。

4. 生命的独特性

正如世界上没有两片完全相同的树叶一样，两个完全相同的生命体也是不存在的，每一个生命体都有其独特性。从遗传学角度看，是基因决定了人的差异性，这种差异性表现在人的体态、感官等生理特征上。而人在心理特征上的不同，也会受先天遗传因素的影响，但更多地取决于其成长和生活的环境，所以即使是遗传基因高度相似的双胞胎，也会表现出不同的个性、思维和精神世界。

5. 人类生命的超越性

人是自由的、有意识的生命体，虽然和其他生命体有着很多共同点，生老病死，不能阻挡，但人有着超越生命有限性的理想。首先，人类能不断地反思，企图探究到生命的终极意义，所以人类的生命不仅指自然的肉体的生命，也包括后天形成的精神的生命，两者应是统一的才能称为完整的生命。其次，人能按照自身的需求有意识地改造自然，人与自然形成了一种主客体关系。人类同时创造出了丰富的文化世界、信仰世界和科学世界，我们可以称之为人类文明，人类文明通过一代一代的传承和发扬，超越了个体生命的局限性。

二、生命的价值

如上所述，人对自身生命有深刻认识的需要，人活一世，不仅是生理上的需求要被满足，还希望有心理上的归属感，有精神上的追求，其中很重要的一条就是希望能搞清楚为什么活着，明白人生的意义和价值是什么。在哲学上有三个终极问题——"我是谁""我从哪儿来""我到哪里去"，哲学家、思想家们在解答这三个问题时，形成了不同的生命价值观。

（一）生命价值观

1. 西方生命价值哲学观

西方社会中有关生命价值的论述起源很早，有着悠久的历史，不同社会时期会有不同的特点，但普遍认为应该珍惜生命、健康第一、尊重生存权利、尊重生命的存在等。

（1）古希腊时期的生命价值观

在古希腊时代，人们非常敬畏生命，认为人世间最宝贵的是生命，一切生命都是平等的、值得尊重的。而实现生命的价值在于道德上的“善”，强调一个人生命的意义在于道德的高尚。古希腊哲学家苏格拉底曾说，不经过思考的生活不值得活。可见，他强调人要不断反思人生，以追求生命的意义和价值。可以说，古希腊先哲们重视、关注和呵护人的现实生活和本真生命，这是一种积极向上的生命价值观。

（2）西方近代的生命价值观

黑暗的中世纪，人们对生命的敬畏被神学取代。直到文艺复兴之后，人的生命、生命的意义、生命的价值等内容才重新得到了前所未有的重视和尊重。

哲学家帕斯卡尔说，人之为人，就在于人能够对自己的生命进行思考，人能够对自己的生命进行追问。他从人们心灵最深处的困惑和不安出发，开始从根本上去思考人的生命本质问题。他认为人不能让自己处于空闲和无聊的状态，因为长时间的无所事事、无所用心，就会对生活丧失热情，对生命丧失激情和冲动，无聊、阴沉、悲哀、忧伤、烦恼和绝望的情绪就会折磨人的灵魂，人就会找不到自己的位置，进而就会不珍惜自己的生命，走向堕落。

法国伟大的思想家卢梭则从自然主义思想出发，强调人的生命在自然状态下是善良的，具有自爱心和怜悯心。当人进入社会状态后，人性中就有了贪婪和吝啬，人与人之间的关系变得虚伪、罪恶。但是，卢梭并不是主张回到原始状态，而是提出了要用回归自然的生命教育使人们重新认识生活的意义，实现生命救赎。他说，人的生命可以说是诞生过两次，一次是为了存在，另一次是为了生活。他强调要通过教育教会人们如何保护自己，如何面对困境，经受住命运的打击，教会人们不要过分注重金钱和物质，减少欲念，提高能力。生命是短暂的，生命的意义不是年岁活得久，而是对生命深刻的体会和感受。

（3）西方现代的生命价值观

现代社会，有关人的生命价值的思考和研究深入而广泛地展开，各种学说各抒己见，各种观点并存，呈现出了一派繁荣的景象。

① 存在主义生命价值观

尼采和克尔凯郭尔是存在主义先驱者，在他们的思想中，提出要对人的生命给予关怀。尼采宣称“上帝已死”，就是表达了要充分认识和肯定人的存在，探寻人生的意义，实现人之为人的价值。

克尔凯郭尔审视人的生命，并将其分为处于审美阶段、伦理阶段和宗教阶段。处于审美阶段的人直接享受感官的快乐，人被冲动和情感所支配，看起来是浪漫而陶醉的，但是常常会出现欲望不能彻底满足或者满足后的空虚和厌倦感，于是开始追求第二阶段即伦理阶段，能理性地控制自己的欲望，根据社会环境做出善恶的判断，于是对自己的原始欲望有了罪恶感，要彻底摆脱这种矛盾，人开始走上第三阶段即宗教阶段，这是高于感性和伦理的阶段，宗教阶段并不是说一个人一定要信奉某一种宗教，而是指找到了自己的信仰，能摆脱物欲的束缚，也不被普世的伦理所制约，人生达到无憾、自由的状态。

② 历史文化学派的生命价值观

历史文化学派生命价值观的代表人物之一狄尔泰认为，生命的本质要从历史中去寻求，我们个人的生命只是细小而不连接的极小单位，只有站在连续的历史的角度，才能看到无数个人汇聚成的生命网络和生命巨流。但人的肉体终会消亡，在历史之中留存的是人的精神生活和精神生命，不断积累形成人类存在的经验基础，这才是生命本真的经验和意义。

③ 非理性主义的生命价值观

叔本华的生命哲学思想体现在“意志”法则上，他认为正是因为有了“意志”这一种强大的生存冲动，一切才有了生命力，但他也指出“意志”是一个“强壮的瞎子”，如果没有理智的指引，我们就会被无穷的欲望支配，到处横冲直撞，而不能行稳致远。

尼采的哲学思想中，也表达了类似的观点，“超人”就是能突破常人的生活折磨和痛苦的人，他生命力旺盛、创造力丰富、不受束缚、方向明确、脚步坚定。

法国哲学家柏格森认为，从直觉上看，人的生命就是一种非理性心理体验或者本能冲动，正是这种生命冲动和生命意识，导致了整个宇宙间事物的流变和进化。

④ 人本主义的生命价值观

人本主义的生命价值观强调我们要关注每个生命的存在，重视个体生命的意义和价值。人与人之间要相互扶持，互相关爱，在集体的生活中展现每个人独特的价值。

人本主义代表学者罗杰斯认为人和人之间是有爱的，基于这种爱的连接，人和人之间有接触、有交流，建立生活秩序，在这个过程中成长和发展，实现自己的人生价值。

马斯洛提出，人除了生理需要、安全的需要外，还有爱与被爱的基本需要和自我实现的需要，这些需要有时甚至高于人的基本生理需要。

史怀泽将敬畏生命的原则扩展到了一切生命中，认为人类应该像关爱自己的生命一样去关爱所有的生命，与自然界的一切生命建立新的、和谐的秩序。

2. 中国传统生命价值观

中国传统文化主要受儒家和道家的影响，关于生命价值的认识，儒家和道家有不同的观点，这些思想至今仍影响甚至决定着我们的生命价值观。

（1）儒家文化中的生命价值观

儒家的生命价值观主要表现为三点：

一是认为所有的生命都应该得到尊重。儒学派创始人孔子提出，“仁者爱人”，意思是要发现人的价值。这里的“人”是包括一切阶层的人，从自己的父母到亲友，到天下的百姓，这种“爱人”总结起来就是儒家关于人伦的思想，即“孝”“悌”“忠”“义”，是建立在对人的生命价值高度重视的基础上的。孔子说：“始作俑者，其无后乎！”可以看出孔子反对人殉，尊重、敬畏每个人的生命，这在当时的奴隶制社会是非常难得的思想，也正是这种思想的萌生和发展，促进了社会的和谐以及文明的发展。

二是强调人要珍惜、爱护自己的生命。先秦儒家重视人的生命，提出了个人要珍惜自己的生命。“身体发肤，受之父母，不可毁伤，孝之始也。”意思是说每个人的身体是父母所给，对自己身体的损伤就是对父母的不孝。这句话虽是有关孝道的论述，但间接强调了人们要爱惜自己的身体，看到个人的生命对于他人（特别是父母）的意义，不可随意毁伤。另外，要珍惜活着的时间，把严肃的生活态度坚持到生命的最后一刻。孔子说“未知生，焉知死”，他告诫弟子，要把注意力集中在当下现实的生命中，不要过多考虑死亡以及死后的世界。

三是强调人要积极实践以实现自己生命的价值。儒家认为，生命固然重要，但活出生命的意义更重要，必要时可以“杀身成仁”“舍生取义”。孟子说：“如欲平治天下，当今之世，舍我其谁？”这就是这种思想的典型代表，儒家主张人们应该乐观积极地投入社会，创造人生的社会价值。受儒家文化的影响，古往今来有许多仁人志士都为了他们心目中的圣殿即仁义道德，修身、齐家、治国、平天下，以积极的入世态度赋予了有限的人生以无限的价值和意义。

（2）道家的生命价值观

相对于儒家注重伦理的特点，道家追求自然。道家哲学的核心就是对生命的阐述，老、庄及玄学等道家诸流派关于生命价值的观点各有不同，甚至有过颠覆性的论述。但经过历史长河的雕琢和打磨，其生命价值观的先进性和积极性不容忽视。

首先，道家对生命有着较为理性的认识，老、庄认为生命的本源并非神灵创造，而是“道”，并将道化生命的机制解释为“气”的聚合变化，这似乎能模糊地解释现代的生命本源论。

其次，道家更注重个体生命的价值。老子在《道德经》中将人与天地并列而言，揭示了人类生命存在的价值。提出了“重身贵生”的思想，认为一个人只有爱惜自己的生命，才能爱惜天下人的生命，才能担当天下大任。对于自己的“身”，要“观之、修之、存之、贵之、爱之”，这也说明了老子对人生的态度，即生命的价值不能从外在去寻找，而应该专注于不断观照自己，反思自己，提升自己。

庄子有“天地与我并生”的宏大观点。他以平等的眼光看待天人关系，认为人并不比天渺小，人的地位并不比天低微。“今世俗之君子，多危身弃生以殉物，岂不悲哉。”可以看出庄子是反对那些为了追求外在的目标而不惜舍弃生命的人的。

老、庄都认为，人只有顺应自然，遵从自己的赤子之心，才能避免物欲的侵蚀，不形成“机心”和“茫昧”，真正达到“独与天地精神往来”的境界，这才是生命的终极意义。此外，道家的生命价值观中关于死亡的态度亦是较为理性和积极的。

庄子“鼓盆而歌”的故事告诉我们，生与死同为自然现象，就好像春夏秋冬四时运行一般，生不足以喜，死不足以悲。

3.马克思主义生命价值哲学观

马克思主义生命观的主要内容体现在对生命本质的正确认识、对生命价值的清醒判断和对生命过程和归宿的正确指引上。

（1）生命的本质

在生命的本质认识方面，恩格斯在《自然辩证法》中提到：“生命是蛋白质的存在方式，这种存在形式的本质契机在于和它周围的外部自然界的不断的物料交换，而且这种物料交换一旦停止，生命就随之停止，结果便是蛋白质的分解。”可见，人首先是真实的自然存在物，就不能摆脱所有生物的共同特征，如新陈代谢、生老病死等规律，这种“肉体的人”是“人”的基础和出发点。但同时，人具有双重属性，即自然属性和社会属性，这是人之所以为人的根本特征，人首先能意识到自己的存在，能通过思考认识自己，认识自然界，认识人与人之间的关系，并通过人与人之间的交往和协作来提高个体生命的生产力和生活能力。

（2）生命的价值

关于生命的价值，马克思主义认为包括自我价值和社会价值两方面，人生的意义就是奉献社会和完善自我的有机统一。

首先，生命的自我价值体现在生命的存在价值。

社会是由一个个鲜活的有生命的人构成的，生命是一切社会活动的根本和基础，生命可敬可畏，没有贵贱之分，所有的生命都是平等的、值得尊重的，任何人无权剥夺别人的生命。对个人而言，生命是其追求各种理想的基础，是财务自由、事业成功、家庭幸福等诸多“零”前面的“一”，失去生命，一切都没有价值。对社会而言，人兴则国兴，人衰则国危，即使是在现代社会，一个国家或集体的兴衰虽然不再单纯依赖于人口的数量，但人口结构、人的健康状况仍然是决定国民整体素质的基础，于是我们国家提出“健康中国”的计划，也是基于这个观点。健全的人的生命存在，是任何一个社会存在和发展最根本的、永恒的资源，也是任何一个正常社会所追求的基本价值目标。对他人的尊重和对他人价值的承认，首先是对他人生命存在及其价值的尊重和承认。习近平总书记说，文明其精神，野蛮其体魄，就是要求青少年要做到体魄强健、人格健全、品学兼优、充满朝气。

其次，生命的价值是奉献社会与完善自我的统一。

虽然说生命价值的基础是存在，但人的生命价值不能仅停留在物质的追求层面，人有精神需求，有交往、尊重和自我完善的需要，在满足这些需要的同时，人就实现了自己生命的精神价值。在马克思主义者看来，人的精神价值要更多地体现在奉献社会和完善自我上，这是由人的社会性本质决定的，人的生命价值和存在意义就在人与自己、与他人、与社会、与自然的关系中，人在处理这些关系的过程中推动着社会和自身的共同发展，最终实现人类的彻底解放和每个人的全面而自由的发展。毛泽东提出人生的价值和意义在于“全心全意为人民服务”，习近平总书记的“我将无我，不负人民”，这都展现了一个人精神价值的最高境界，也是中国共产党人一脉相承的生命价值观。

（3）生命的过程和生命的归宿

既然人的生命是物质价值和精神价值的统一，该如何度过人生，又该如何面对人生的归宿呢？马克思在《1844年经济学哲学手稿》中曾提到，人是一个有激情的存在物，激情、热情是人强烈追求自己的对象的本质力量。就是说，人的这种自然生命力是人类活动和发展的动因，生命不息，奋斗不止，人类通过不断自我丰富、自我完善达到生命的圆满。这不但是马克思主义生命观中重要的价值取向，而且应该是人类与生俱来的情感认同倾向和内在动力。毛泽东说："自信人生二百年，会当水击三千里""与天斗，其乐无穷！与地斗，其乐无穷！与人斗，其乐无穷！"这是充满英雄气概的人生态度，加上对社会发展规律的正确认识和方向的准确把握，才能让我们克服一个又一个艰难险阻，实现中华民族伟大复兴的宏大伟业。马克思主义生命观不仅看重生命过程的精彩，也关注生命谢幕后的价值，可以说，肉体的死亡并不代表生命的终结，有着坚定信念和执着追求的人，为崇高的事业奋斗奉献过的人，虽死犹生，是因为其精神生命永垂不朽。

（二）大学生生命观教育

大学生正值人生观、价值观形成的关键时期，当代大学生更要面对物欲横流和经济飞速发展的复杂形势。"不是我不明白，是这世界变化太快"，大学生容易面临各方面的压力和诱惑，只有正确认识生命的自然特征，树立正确的生命价值观，才能慎重对待生命，活出生命的光彩，实现生命的辉煌。

1.正确认识生命的自然特征

大学生要正确认识生命的自然特征，领会生命的偶然性、独特性、有限性和超越性。身之发肤，受之父母，每一个生命都来之不易，独一无二，短暂易逝，我们要敬畏生命，尊重生命，慎重对待人生，充分发挥个人的能动性，勇于面对生命过程中的种种困难，完善自己的内心世界，超越生命本身的局限。

2.树立科学的理想信念

崇高而坚定的理想信念犹如黑夜中的灯塔，指引着我们前进的方向，传递着前进的力量。走进大学，同学们不再依赖父母，很多事情要自己抉择，交友、恋爱、学习、就业等一系列人生问题，都会带给我们或多或少的压力，这些问题看似是一件件独立的事件，但其背后总有一个原则在指引着我们，那就是我们的理想信念。所谓理想信念，就是一个人对自身的期望，简单地说就是你希望自己将来做一个什么样的人。理想信念不坚定，眼光就不够长远，是非就不够明了，就容易走上歧途。相反，有着坚定理想信念的人，人生态度会更积极。

3.确立积极的人生态度

每个人对待人生的态度可能不尽相同，但积极、正确的人生态度一般具有以下几个特点：

（1）认真

认真就是严肃对待，不苟且，不凑合，不得过且过。当你心中有疑惑想要搞清楚时，智者就来告诉你："认真你就输了！"当你勤勤恳恳工作时，懒惰就来告诉你："公司又不是你的，那么认真干什么？"然而最终你会发现，聪明和投机取巧或许能获得一时的胜利，但成功只属于那种满腔热血且锲而不舍的人。认真是一种态度，也是一种百试不爽的获胜技巧。

（2）务实

务实就是指在规划自己人生时要符合实际，不能人云亦云，好高骛远。"理想是丰满的，现实是骨感的"，这句话不是为了打击一个人的积极性，而是提醒我们在确立宏大理想的同时，做好艰苦奋斗的准备。"不积跬步，无以至千里；不积小流，无以成江海。"保持谦虚务实的态度，从身边小事做起，一步一个脚印，人生会很充实，而当你偶然抬头时，你会发现你已离目标不远。

（3）乐观

谁的人生都不可能一帆风顺，我们看到那些"运气很好"的同学，可能最根本的原因是他们有乐观的态度，总能把坏事变成好事。同样的一件事，在乐观的人看来是机遇、是挑战，在悲观的人看来是打击、是挫折。人生发展中难免会遇到各种各样的困难，很多事情不遂人愿，但这才是人生常态，而且正是因为这样，生命才会多姿多彩。面对这些不如意，我们不能畏惧退缩，不能消极悲观，要有迎难而上的勇气，有战胜挑战的魄力，应始终保持积极乐观、开拓进取的人生态度。

三、珍爱生命，远离自杀

自杀是一种非正常的结束生命的方式，虽然说自杀行为是个体有意识的、自愿的行为，但也是违反生命神圣原则的，对个人和家庭来说都是沉重的打击，也会给社会带来复杂的影响。近年来，大学生自杀的现象备受社会关注。自杀已经成为高校学生中非正常死亡的首要原因。

（一）大学生自杀的常见原因

自杀的原因非常复杂，有个人原因，也有来自外界环境的原因。国内对青少年自杀的研究表明，自杀最常见的诱因是人际冲突，尤其是恋爱关系或亲子关系的冲突。除此之外，心理障碍、身体疾病、学习和就业压力、情绪挫折、经济困难和家庭变化也是大学生自杀的主要原因。总的来看，大学生自杀的原因，个体差异性较大，可分为以下几个方面：

1. 认知偏差

认知偏差是指一个人不能正确看待生活中的事件，甚至不能正确认识自己。一些正常的生活事件，在他看来就是恶意的，一些再普通不过的话，在他听来就带有伤害性。有心理障碍或者心理疾病的人容易出现认知偏差，最常见的是情绪障碍（抑郁症）及精神分裂症，抑郁症和自杀的关系也是被很多研究者证实了的。自杀者由于不能正确认识自己，总是对自己持否定态度，使得他们长期处于极度自卑的状态，他们会不自主地选择一些消极事件不断强化自己的这种错误认知，最终形成一种恶性循环，直到再也看不到阳光，看不到希望，从而走上自杀的道路。

2. 人格缺陷

研究表明，有自杀行为倾向的大学生的人格缺陷主要表现为内向、孤独、紧张、情绪不稳定、胆怯、敏感、矫揉造作、刻板、抑郁、怀疑、任性、自责、不满、焦虑等。这些个性弱点会削弱个体对挫折的抵抗力或放大刺激的负面影响，导致个体心理承受力差、个性偏执、容易冲动或怯懦退缩。一旦面临危机，他们就会不知所措，心理崩溃，无法找到正确的解决方案。

3. 生命教育缺乏

当代大学生出生在数码时代，网络的虚拟性和自由性，使得有些学生产生漠视生命、游戏人生的态度，甚至形成了所谓的厌世哲学。他们对死亡的理解过于片面，将其看作是摆脱现实困扰的途径，再加上一些不良影视作品和网络文化的渲染和影响，有些学生就会迷失自己，误入歧途。此外，有些学生受不良思潮的影响，认为一个人是有绝对自由的，自己的生命完全由自己做主，结束生命也是自己的选择和自由，忽略了一个人的社会价值，没有家庭责任感和社会责任感，从而在实施自杀行为时没有一点点负罪感和内疚感。

4. 负性生活事件

负性生活事件是指个体感觉不愉快的事件，其本身会产生明显的忧愁、悲伤、愤怒、紧张、焦虑、痛苦、恐惧、憎恨等消极情绪体验，大学生常见的负性生活事件有以下几种：

（1）人际关系紧张

走进大学校园，面临的人际关系比以前更复杂，有些学生不能有效应对这种变化，与同学、老师以及亲友的关系紧张，产生了很大的心理压力，导致心理障碍，甚至诱发自杀行为。

（2）学业不顺

经过了高考的洗礼，一些大学生已经处于身心疲惫的状态，然而走进大学校园后，会遇到更优秀的同学，竞争更加激烈，相比之下失去了优势。再加上大学的学习方式、学习氛围会和高中有很大的差别，学术竞争、各种等级考试和资格考试，让大学生长期处于焦虑状态，最终崩溃。

（3）就业挫折

当前日益严峻的就业形势给许多高校毕业生造成巨大的心理压力，“毕业即失业”，使得一些大学生感到自己的价值没有实现，愧对父母，产生严重的心理挫败感和自卑感。甚至严峻的就业形势蔓延到刚入校的新生，进而影响新生怀疑自己选择的专业，提不起学习兴趣，觉得前途渺茫。

（4）爱情和性问题

大学生处于情感冲动期，容易被异性吸引，但是又缺乏社会经验，不能从容应对感情生活中的诸多事件，所以失恋、婚前性行为、未婚怀孕等，都很容易诱发心理危机，有的人走入极端，甚至造成悲剧。

（5）经济压力

大学生来自各个地域、不同经济条件的家庭，互相之间难免会有对比，有些敏感内向的学生会因自己经济条件不佳而产生极大的心理压力，有些学生会为了面子，花钱大手大脚，入不敷出。如果这些压力超过个人的承受极限，可能会导致自杀行为。

（二）大学生自杀征兆及早期识别

大部分自杀者在实施自杀行为之前，都会流露出一些轻生的念头，表现在行为或者言语上，这其实是一种求救信号。这种异常表现如果能被同学、老师及时发现，就能提高警惕，及时给予其帮助和疏导，避免悲剧的发生。一般来说，我们要特别注意有以下表现的人：

1.有明显的情绪反常

比如最近经常无缘无故地哭泣，心神不宁，焦虑烦躁。或者经常自责，表现出深深的负罪感，对自己感到失望、自卑，或者表现为麻木不仁，对周围人的态度冷漠，事事皆不关心。

2.有异常的行为改变

比如不洗脸、不洗头，卫生习惯变差，晚上不睡觉、不进食，或者突然暴饮暴食。往常喜欢的活动也提不起兴趣，学习成绩显著变化。将自己的物品无故送给别人，毫无征兆地向亲友道谢、道歉，从朋友圈中撤离出来，不参加任何集体活动，孤立自己。

3.近期经历了重大负性生活事件

近期生活出现重大改变或是遭受重大损失，如有亲人死亡、恋人分手、受到侵害、临近考试、考试挂科、确诊重大疾病等。

4.曾经表露过自杀意图

许多企图自杀的人都会通过写遗书、日记来表达自己不再留恋人生、人生毫无意义等自杀意念和企图。现在也有一些学生会在网络平台上发布类似的文字，有些会在网络上搜索关于自杀方式的内容，在危险区域逗留，从事一些危险性的活动，或者出现一些自伤自残的行为。

出现以上征兆，一般都是个体处在激烈的内心矛盾冲突之下，极易被亲近的人发现。但一旦自杀者心意已决，已经确定要实施自杀行为了，就会进入一个平静阶段，不再纠结，不再痛苦，表现得非常轻松、平静，以隐藏自己的自杀企图，给人一种恢复以往的假象。而且大学生的自杀行为还具有冲动性和突发性等特点，因此，对于大学生的自杀，我们应做到及早发现、及早干预。

（三）大学生自杀干预

发现有自杀倾向和自杀未遂情况的学生，要及时给予自杀干预，解除自杀危机状态，预防恶性事件发生。具体可以采取以下几个措施：

1.缓解其自杀冲动

缓解自杀冲动不是简单地谈心谈话就能解决，没有受过专业训练的人与自杀者进行谈话，可能不会奏效，有时反而会起到反作用，进一步坚定了其自杀的决心。所以这项工作最好交给专业的心理咨询师或者心理治疗师来做，周围的同学和老师要做的就是及时引导和劝慰，并做好安全监控。大学生也要及时了解本校的心理健康教育机构，遇到严重的心理问题时要主动咨询。

2.消除潜在自杀因素

一般来说，即使个体有心理疾病，也会有一个明显的事件或者问题促使个体做出自杀决定，因此，发现个体处于自杀冲动状态时，首要的就是寻找自杀的直接原因，尽量帮助其解决面临的实际问题，消除诱因，缓和危机。对于有明显心理疾病的个体，要考虑是否用药或者住院进行专业的心理治疗。潜在的自杀因素不消除，根本问题不解决，即使自杀者暂时平静下来了，也会择机再次做出自杀行为。

知识拓展

自杀干预中的"要"与"不要"

要	不要
要认识自杀的前兆：沮丧，无助，威胁或者警告命令，退行，孤立，过多压力，放弃自制，等等。 和一个"麻烦"学生的家长谈话时，要注意保留互相交流的记录。 听从并了解交谈后的感觉，要掌握学生明确表达的每种情绪。 要相信自己的判断，确认某某同学有自杀征兆。 要告诉其他人，立即向负责人、顾问或危机团体成员报告你觉得会自杀的学生。 要提醒学生自杀是对问题暂时的不可逆的解答方式，其实还有其他更好的解决问题的办法。 要请求学生推迟一会儿做决定，作为奖励，可以提议陪伴他们去寻找支持或者帮助。 要接受那些有时候你没能阻止一个学生自杀的事实。	不要担心破坏信誉，如果一个人暴露自杀的计划给你，你就应该说出这个秘密来挽救这个人的生命。 不要设法赢得关于自杀的辩论，想自杀的人可能不会被战胜。 不要试图让自杀的威胁离开或者向一个要自杀的学生挑战。 不要让自杀的学生独处，如果你认为可能有直接的危险。 不要试图靠自己一个人的力量来援救要自杀的学生。 不要忽视征兆，忽视使学生认为他没有被爱或他被误解。 不要给出虚假的甚至错误的保证，如"一切将会变得很好"。 不要被学生的解释误导，认为情绪危机已经结束。 不要假定好斗的孩子自杀的可能性大于慈善的、安静的或者顺从的孩子。

3.及时进行心理治疗

对于有自杀倾向，或者实施过自杀行为的学生，一定要及时进行心理治疗，引导其合理地宣泄不良情绪，帮助其正确看待当前面临的苦难，改善心理素质，恢复心理平衡的能力，从而打消自杀的念头。有些心理障碍已经发展成了心理疾病，此时就需要相应的药物治疗，使其心境得到改善，从自杀的阴影中走出来。

4.发挥社会支持系统的作用

社会支持系统简单地说就是指个体的亲属、朋友、同学、老师等人，这些人一方面可以做好自杀者的监督和保护，防止其实施自杀行为；另一方面，他们的关心和关注本身就是一个良好的治疗方法，当自杀者感受到了鼓励和支持，便能走出孤独的心境，重新获得生存的动力和勇气。所以，对学生工作干部、班级辅导员、教师等群体进行危机应对知识的宣传和教育非常必要。关键时刻，社会支持系统也会有效地预防自杀事件发生。

第二节　性与健康

“性”是身心健康的重要组成部分，但受传统文化的影响，我们往往谈“性”色变，正是这种隐晦和闪躲，使得青少年的性教育缺乏，性心理的发展与性生理的变化不匹配，关于性，存在诸多疑惑和不解。

◆情景导入

小王是一所高职院校二年级的女学生，她最近和一名同班的男同学确立了恋爱关系，在一起不久，男朋友就希望与她发生性行为，并且答应她非她不娶，希望得到她的处女夜。她认为这样不妥，多次拒绝后男友依然坚持，男友认为小王的一再拒绝表明她不爱他。小王感到非常烦恼，一方面她很爱男友，不想让他失望，但又不想勉强自己接受男友的要求，她不明白为什么男朋友要把性和纯洁的爱情混为一谈，她很想因此和男友分手，但又有点不舍得，内心非常矛盾。

一、青春期性生理及保健

从遗传学的角度看，男性的性染色体是XY型，女性的性染色体是XX型，这从根本上决定了一个人的生物学性别。男、女有不同的性腺、生殖器官和激素特点，男性的性腺是睾丸，产生精子，主要分泌雄性激素；女性的性腺是卵巢，产生卵子，分泌雌激素。在青春期，性腺发育，性激素分泌水平增高，身体出现第二性征，男性逐渐变得阳刚、壮实，出现胡须，声音变粗；女性则呈现出窈窕多姿的体态，胸部丰满，皮肤有光泽。

（一）女生月经期保健

月经是女性性成熟的标志，月经其实是子宫内膜的一种周期性脱落过程，是一种正常生理现象，但月经期全身抵抗力降低，盆腔充血，子宫内膜剥落，使宫腔形成一些创口，宫颈口微张，病菌容易侵入，患各种感染性疾病的机会增加。所以，做好月经期保健非常重要：

1.注意个人卫生，防止感染

经期卫生巾最好选用棉柔、透气、消毒合格的正规产品。每天用温水冲洗外阴部，保持外阴清洁，但不建议日常使用沐浴液或者妇科洗液清洗外阴，以免导致外阴处菌群失调，反而容易引发感染。

2.要避免着凉，特别要注意腹部的保暖

不要用冷水洗头、洗脚和洗澡，暂时不要游泳，避免长时间处于阴凉和潮湿的场所。

3.避免劳累

要保证充足的休息和睡眠时间，避免剧烈运动和强体力劳动。保证规律的作息，以增强身体抵抗力。

4.饮食适当，均衡营养

多喝开水，增加排尿次数，以勤洗尿道，预防炎症发生。少吃生冷、刺激性食物。多吃水果、蔬菜和易于消化的食物，预防便秘，减轻盆腔充血。

5.保持情绪稳定，避免紧张

月经期间容易产生焦虑、紧张、忧郁等不良情绪，要注意主动调整，可以通过户外活动、听音乐等放松活动缓解紧张的情绪，保持愉快的心情。

6.不宜性生活

月经期间，子宫内膜剥脱，子宫腔内有新鲜创面。如果性交，就可能把细菌带入，引起生殖器官炎症，还可能使经血量增多或月经期延长。

（二）女性乳房保健

乳房发育是青春期女性成熟的标志之一。健康的乳房不但体现了女性成熟的曲线美，也为日后哺乳后代做好了准备。有些同学会因乳房发育而产生恐慌和害羞的心理；相反，有些同学会因自己乳房不够丰满而烦恼。其实，这些顾虑都是没有必要的，最重要的是保持乳房健康。

1.选择合适的胸罩

胸罩不可过松或过紧，如果胸罩太大，起不到支托乳房的作用，而太小会妨碍乳房的发育。胸罩应定时换洗，特别是夏天和出汗较多的时候应该一至两天换洗一次，以保持乳房的清洁。

2.适当运动

多游泳、做俯卧撑、扩胸运动等，可锻炼胸肌，也会使胸部紧实有弹性，有利于乳房健康。含胸驼背等不良姿势则会影响乳房的正常发育，要注意纠正。

3.保持良好的心态

不良的情绪会导致体内激素紊乱，有研究发现，长期紧张、焦虑、抑郁或愤怒等情绪是乳腺增生、乳腺癌等疾病的诱发因素。所以，保持良好的心态是乳房保健的秘籍。

（三）男性性生理保健

男性首先要注意生殖器的清洁，最好在每天睡前能清洗生殖器，特别是包皮和冠状沟内的污垢。内裤不能太紧，尽量选择柔软舒适的裤子。否则不利于生殖器的健康。

此外，男性在性发育成熟之后，会偶尔出现遗精的现象。遗精是指没有性交的情况下，精液自行溢出，发生这种情况时不必恐慌或焦虑，因为这是正常现象，90%的男性都出现过遗精，频率正常（一周一次或者数周一次）是不会影响身体健康的。

二、青春期性心理及保健

（一）青春期性心理发展过程

我们对性的认识以及对待性的态度等形成了“性心理”。一般来说，青春期性心理的发展是和性生理的发展同步的，一般经过了三个阶段，即异性疏远期、异性吸引期和异性依赖期。

1. 异性疏远期

这是性心理发展的第一阶段，也称为性敏感期。一般在性征初现后的1～2年，男生和女生会界限分明，互相保持距离。在家里，大多数男孩子会疏远母亲，亲近父亲，而女孩子则愿意和母亲说心里话，和父亲保持距离。

2. 异性吸引期

随着身体进一步发育和对性知识的进一步了解，男、女生会被异性吸引，女生会比较注重外表，喜欢在异性面前表现自己，男生也会展现出大男子主义，喜欢耍帅炫酷，男、女生常常会在一起活动，彼此乐于接近、渴望了解。部分学生会在此时确定“恋爱关系”，但由于尚处于中学阶段，所以会被称为“早恋”，我们要正确看待这种现象，因为这是青春期性心理发展的必经阶段。

3. 异性依赖期

到了大学阶段，也就是青春期后期，性生理和性心理均已完全成熟，交际圈也在扩大，生活经验逐渐丰富，对异性关系的认识和理解更加深刻，对异性的态度也不再忐忑，适合发展稳定的恋爱关系，但仍然存在很多不理智，部分同学有“爱情至上”的心理。这一阶段称为异性依赖期。

我们虽然将青春期性心理发展分成了三个阶段，但并不是说所有同学都会表现一致，有些同学会早熟，有些同学则会晚熟，每个阶段持续的时间也因人而异，这都是正常的。

（二）大学生性心理的基本特征

1. 对性知识有好奇心理

大学生在性生理上已完全成熟，但有些大学生对性的认识不足够深刻，当自身不可抑制地出现性萌动时，则会借助网络、影视及图书等途径来了解性。特别是现代社会，网络高度发达，充斥在网络中的色情信息成了大学生（特别是男生）获得性知识的主要来源，但网络色情往往夹杂着一些暴力、犯罪等内容，不利于大学生身心健康，如果长期接触此类信息，可能造成性心理变态以及诱发犯罪等不堪设想的后果。

2. 性心理的动荡性和压抑性

生理上的成熟使大学生已经有性梦、性幻想等体验，渴望通过性行为带来愉悦感，性欲望和性冲动会表现得比较强烈，这是正常的生理和心理现象。但部分大学生不能正确认识自己熊熊燃烧的欲望之火，一部分同学限于以往所受教育的影响，有意识地压抑这种想法，对性冲动持否定、抑制的态度，由于性能量不能合理地疏导和升华，出现过度压抑时，就会出现扭曲、变态的行为，比如“偷窥癖”“恋物癖”，甚至出现强制性性行为。而少数大学生则对性冲动持放纵的态度，以“一夜情”“多个性伴侣”为荣，这是一种精神空虚、情趣低下的表现，应予以摒弃。

3. 男、女性心理的差别性

男、女对待性的看法会存在较大的差异。一般来说，男生常表现得比较明显和热烈，会有接触、性交等强烈需求。而女生没有男性那样强烈的感觉，她们更容易接受情绪、气氛的影响，一般能接受拥抱、接吻等边缘性性行为。如果大学生对这些差异忽视或无知，就会引起前述案例中类似的不安与困惑。

三、性适应

随着性生理发育的成熟，能愉快地接纳自身的性征变化，约束和调整自己的性欲望和性行为，就称为性适应。大学生需要了解一些常见的性现象及性行为，正确看待性的问题，争取达到性适应的状态。

（一）性梦

性梦是一种常见的性欲释放的现象，可以适当缓解性冲动，是性生理、性心理发育正常的表现，有利于身心健康。处于青春期的大学生，出现性梦是很正常的，不必感到紧张和焦虑。性梦的内容也不一定都是现实生活的反映，有时候性梦的内容会非常离奇，甚至有悖于伦理道德，做这样的梦容易导致大学生产生心理上的困扰，认为自己肮脏、道德败坏。其实偶尔出现上述情况是正常的，不必因此自责。另外，性梦可能常常伴有遗精，过于频繁的性梦也可能是由于过度劳累、内裤太紧、自慰过频等因素，尽量减少接受色情信息，可适当减少性梦。

（二）性幻想

与性梦不同，性幻想是指在清醒状态下，脑海中出现与性行为内容有关的有性色彩的幻想，又叫性的白日梦，如幻想与异性产生身体接触、接吻、拥抱、性交等性活动。青春期男女在交往过程中难免会产生性欲，但由于各种条件束缚，没有真正的性体验，因此，容易产生性幻想。性幻想可以导致生理上的兴奋，一样可以获得性欲释放和性满足，在一定程度上可以缓解性需求，是青春期常见的一种性行为替代，是一种正常的、普遍的心理反应。所以，当出现正常的性幻想时，不要太过自责，也不要沉溺其中，可以做一些转移注意力的事情，如户外活动、与朋友聊天或者参加其他丰富的校园活动。

（三）性自慰

性自慰也称为手淫，是指用手或工具刺激性器官而获得性快感、获得性满足的行为。

自慰可适当地缓解性冲动、宣泄性能量，大部分人都有可能有自慰行为，尤其以青年男性多见。研究表明，适度的自慰不会影响性功能，也不会对身体造成危害，更不必因偶尔的自慰行为觉得难为情、下流，甚至有罪恶感。但长期沉溺自慰带来的快感中，过度频繁地自慰也会导致性器官受损、感染或者性功能障碍，或者诱发泌尿生殖系统疾病。

所以，对于自慰行为，大学生要正确看待，既不沉溺其中，也不必因为偶尔发生而自责、懊恼，可将注意力集中在学业上，多参加有益的校园活动，发展正常的人际交往，避免长期封闭独处。

四、大学生性心理障碍

大学阶段是性意识发展的旺盛期，如果不能正确而理性地看待性的问题，就会因此产生心理困扰，甚至性心理障碍，需要进行心理咨询或者心理治疗。

（一）性体像的困扰

正处于青春期的大学生，非常关注自己的身体。男生都希望自己高大健壮、拥有男人雄风，女性也希望自己身材苗条、面容姣好、皮肤光滑。然而，并不是所有人都能拥有完美的身材和美丽或者帅气的容貌，大部分人都是普通长相，而且或多或少会有一些缺陷，比如肥胖、身材矮小、皮肤长痘、相貌不端或者有身体残疾，有些同学就不能接受这些缺陷而产生强烈的自我否定感，产生性体像困扰，甚至引发心理问题。

（二）性行为变态

性行为变态，也称为性偏好或性指向障碍，是一种病态行为，属于心理疾病的一种，发生原因可能和生活经历有关，也可能和生物遗传因素有关。性变态通常开始于青春期，多见于男性，可表现为多种形式，比如暴露癖、偷窥癖、恋物癖、恋童癖、虐待癖等。性偏好异常者对正常性爱不感兴趣，甚至对正常的异性交往也心怀恐惧，这种行为常带有强迫性、反复性，发生后也会感到悔恨，但终究难以自控，有些严重的患者会采用偷窃、抢劫、强迫等非法手段去获取性满足刺激物，严重影响社会风气，甚至造成违法犯罪，所以需要专业的心理干预或治疗。

（三）性别认同障碍与性取向障碍

1. 性别认同障碍

性别认同障碍是指个体对自己性别的认知与自身生物性别相反的一种现象。他们对自己的生物性别感到厌恶，渴望变成另一性别。如果个体只是表现为喜欢异性装扮或其他异性活动，但没有因此而产生心理痛苦或功能损害，是不能判断为性别认同障碍的。比如我们身边看到的有些男孩子比较“女孩子气”，或者女孩子表现出“假小子”形象，其实都是正常的。另外，有些人由于躯体疾病，比如雄激素失敏综合征、生殖器分化不良、先天性肾上腺增生等，会在外貌和体征上表现出异性的症状，这也不能诊断为性别认同障碍。

2. 性取向障碍

性取向又称性定向，是指一个人对另一个个体具有深度情绪、情感和性的吸引，渴望与之建立亲密关系和性关系。大部分人的性取向为异性，但由于各种因素的影响，有些人在成长过程中会偏离主流文化，性取向为同性或两性，称之为性取向障碍，也就是所谓的“同性恋”和“双性恋”。

无论男女，都有可能发生性取向障碍。一直以来，同性恋问题受到社会的广泛关注，存在较大的争议。以前，同性恋被认为是精神疾病中的人格障碍，随着时代的发展和人们对性取向问题的认识深入，已经证明这是一种谬误。2001年，《中国精神障碍分类与诊断标准》中，同性恋不再被划归到性变态的范畴。随着同性恋运动的发展，在许多国家，同性恋者被完全接受，而且已经合法化，同性恋者本人也不再承受心理压力，坦然公开自己的性取向，并争取到相应的婚育权利。

五、性健康教育

（一）慎重对待婚前性行为

1. 大学生婚前性行为概况

婚前性行为是指男女双方在婚前发生的性交行为。大学生性生理已经成熟，有正常的性需要。在确定恋爱关系后，就会有更加强烈的性欲望，一旦时机成熟，就容易发生婚前性行为。总的来说，社会对婚前行为的宽容度在增加，但大学生发生婚前性行为在诸多方面其实是违反社会道德规范的，也会对当事人造成一定的伤害，所以大学生一定要慎重对待婚前性行为。

2. 大学生发生婚前性行为的危害

①大部分大学生在发生性行为时，其实内心是充满愧疚的，甚至带着一种

"犯罪感"，缺乏良好的心理准备状态和性生活环境，难以以一种"美好"的状态来体验性生活的快感，所以会给双方留下不好的性生活体验，不利于以后的性健康。

②青春期的爱情是美好而纯洁的，慎重地对待性是对爱人最真诚的承诺。对男性而言，性关系可能代表着得到，而对女性来说，性关系却是委身和交托，所以双方的关系发生一种质的改变，双方也会由此开始质疑对方的目的。

③大学期间的恋爱关系尚存在很多不确定性，而双方一旦有了性关系，或者同居，其实就接近了一种婚姻状态，就会产生更强烈的归属感，互相的期望值也会增高，分手后对双方的伤害会更大，甚至接近于离婚带给人的痛苦。我们也经常看到恋人分手后，要么想不通实施暴力行为，要么伤心欲绝做出自残自杀行为，也有部分人会觉得是被利用或遭到背叛，从而在以后的两性交往中无法走出阴影。

④大学生之间的性行为一般都是在冲动的情况下进行的，由于仓促而没有做好避孕措施的话就容易导致女方意外妊娠，部分女生怀孕后而不自知，直到月份过大而不得不引产，对身体造成伤害，也有更惨痛的案例，如自行生产导致悲剧发生。

3. 大学生婚前性行为可理解但不可取

如上所述，大学生发生婚前性行为，可造成诸多伤害。大学生不要盲目追求"性自由""性开放"等"爱情时尚"，在大好的青春时光应该做更有意义的事。女生要学会自尊、自重、自爱，男生也要学会理智，包容、爱护女生。

大学生在相处时要有意识地控制自己，增强意志力，减少性刺激，抑制性冲动。双方单独相处时，不要一味地谈情说爱，可以多进行人生、事业、理想方面的交流，互相勉励学习，共同进步，一起建设美好的未来。用自己的"理性"驾驭"柔情"，用今天的理智造就明天的幸福。

婚前性行为一旦发生，就应该理性看待，亡羊补牢。愧疚和悔恨无济于事，一边责怪自己一边怨恨对方是不可取的，不如双方一起调整心态向前看，为双方共同美好的未来而奋斗，更加努力地学习，积极地生活，使爱情更加巩固并健康发展。

知识拓展

面对性，大学生该怎么做?

1.女性的性心理误区

①性行为可以表示对男方的信任;

②反正早晚会结婚;

③可以了解对方的性功能；爱他就应该献给他；可以报答男性的情谊。

2.如何拒绝男朋友的性请求

诱惑:“如果你爱我，就应该答应我。”

回应:“如果你爱我，就应该等我。”

诱惑:“你是我唯一爱的人，我会为你负责到底。”

回应:“好，既然这样，那你可以等到我们结婚以后。”

诱惑:“总之，我太爱你了，实在控制不住。”

回应:“你太冲动了，如果你爱我，你应该顾及我的感受。”

诱惑:“来吧，我们都是成年人了，都已经成熟了，还等什么?”

回应:“成熟的人做什么事都会想得清清楚楚，并会考虑后果。不如我们先讨论一下事后有什么样的后果和责任，你说好不好?”

(二）大学生避孕指导

如前所述，大学生尽量不要发生婚前性行为，一旦有了性行为，一定要有较强的自我保护意识，做好避孕措施。

避孕方法有低效、中效、高效之分。世界卫生组织（WHO）将避孕效果99%以上的避孕方法定义为“高效”避孕方法，包括口服避孕药、宫内节育器、男女结扎手术。避孕套使用正确，也能有效避孕，属于“中效”的避孕措施。体外排精、安全期避孕就是常见的“低效”避孕措施。

1.避孕药使用注意事项

避孕药能抑制排卵、影响内膜发育，使受精卵不易着床，或使宫颈黏液变稠阻止精子穿过，从而达到避孕的目的。避孕药种类就服用时间来说有短效避孕药、长效避孕药和紧急避孕药，服用方法有口服、肌内注射、皮下埋藏等方式。无论哪一种避孕药，都要严格遵医嘱或者按照说明书服用，不能随意改变服用方法和剂量，否则会造成避孕失败，也会影响身体健康。

服用紧急避孕药是指在无防护性生活或避孕失败后的一段时间内，为了防止妊娠而采用的避孕方法。其所含激素剂量过大，如果经常使用，会打乱月经周期，甚至导致月经不调，不应作为常规的避孕手段使用。

2.避孕套使用注意事项

避孕套使用方便，副作用少，还可有效防止性传播疾病。但一定要正确使用才能起到避孕效果，下面介绍避孕套的使用注意事项：

①要选用大小合适的避孕套，避孕套过大，性交时容易脱落在阴道内，导致避孕失败；如避孕套太小，会有不适感，还容易破损，导致精液漏出。一般来说，初次使用避孕套先用中号，如不合适再改用其他型号。

②使用前应该认真检查避孕套是否在有效期内，同时要注意外观，如果发现破损、变质、发黏则不能使用。使用前，小心撕开独立密封的包装袋，避免用剪刀等利器，以免划破。

③避孕套前端有个小囊，其作用是储存射精之后的精液，所以戴避孕套之前要将前端的小囊捏扁，把囊内的空气挤掉，否则射精后储精囊容易胀破导致精液外漏。然后将避孕套放在已经勃起的阴茎头上，将卷折部分向阴茎根部边推边套，最好推到阴茎根部，否则容易掉落。

④如果在性生活过程中避孕套滑落，必须立即停止，小心地取出滑落的避孕套并重新佩戴新的避孕套，避免精液流出或避孕套进入女性体内。必要的话，还需要服用紧急避孕药以防万一。

⑤射精后不要将阴茎长时间留在阴道内，以免阴茎软缩后避孕套脱落在阴道内或精液从避孕套口溢入阴道，以致避孕失败。性交结束后还需检查避孕套有无破裂，如有破裂可能会导致精液漏出，应及时采取补救措施。

3.安全期避孕方法

安全期就是俗话的“前七后八”，认为经期前7天和后8天是不会受孕的，但这只是一个普遍规律，很多人都会在安全期避孕失败。原因就是采用安全期避孕，要求月经周期比较有规律，男女双方的自律性较高，且推算安全期的方式会受到很多人为因素的影响，女性的排卵往往受生活环境、情绪、健康或性生活等影响而发生改变，甚至有时会出现额外排卵。所以安全期避孕是非常不可靠的避孕方式，不建议使用。

（三）非意愿妊娠与人工流产

如果有了性生活，且未能有效避孕，就有可能受孕。孕育新生命是神圣而纯洁的过程，但大学生尚未建立家庭，不具备养育孩子的条件，大部分属于非意愿妊娠。

1. 早孕的诊断

凡是生育年龄有性生活史的女性，月经一向正常，经期过了10天以上仍然没有来，就要想到可能是怀孕了，此时身体还可能出现早孕反应，如乳房胀痛、头晕、乏力、嗜睡、食欲不振或伴有不同程度的恶心、偏食等。此时，可利用早孕试纸快速确定是否怀孕，最可靠的方法是在医院进行检查确定。

但有些大学生发觉怀孕时，典型的反应是不相信、不承认，甚至会产生苦恼、悔恨等一系列不良的情绪反应，伴有犯罪感，相互指责，产生愤怒和暴力行为，深受生理上和心理上的双重折磨。也有部分大学生产生逃避的心理，不愿及时就诊，推迟了妊娠的确认时间，甚至可能导致足月妊娠。

2. 人工流产

人工流产是相对于自然流产而言，就是人为地终止妊娠。人工流产过去主要用于个别妇女因患有某种疾病而不宜妊娠者，而现在常常作为避孕失败的一种补救措施。对于大学生发生的意外妊娠，由于没有抚养孩子的条件，一般都会选择实施人工流产终止妊娠。

（1）药物流产

药物流产可避免施行手术，既可减少对孕妇子宫的伤害，也可解除孕妇的思想顾虑，是一些女性比较中意的人工流产方式。但药物流产仅适用于妊娠49天以内、年龄小于40岁的健康女性。且药物流产存在一定的风险，部分女性在药物流产后出血不止、出血量大，还得再进行刮宫，对身体伤害较大。药物流产可能有恶心、呕吐、腹痛等不良反应。尤其是异位妊娠误用药物流产有可能出现休克，危及生命。因此，药物流产不是普通的看病吃药，必须在有抢救条件的正规医疗机构进行，由医生指导和监护。

（2）手术流产

手术流产即通过手术方法终止妊娠。负压吸宫术、钳刮术都属于手术流产。临床上使用较多的是负压吸宫术。药物流产、负压吸宫术、钳刮术都属于妊娠早期使用的方法。现将三种方法的优势、弊端、适用范围归纳如下表：

表7-1　三种妊娠早期人工流产方法的对比

人工流产方法	适用范围	优　势	弊　端
药物流产	适用于49日以内的妊娠；本人自愿，年龄40岁以下	方法简便，无须进行子宫内操作，无创伤性	可能出现胃肠道的反应；若出血量过多，需急诊刮宫
负压吸宫术	适用于10周以内的妊娠；本人自愿而无禁忌症	所需时间短，终止早期妊娠是安全和有效的	有可能出现手术流产并发症
钳刮术	适用于妊娠10～14周以内；自愿要求终止妊娠而无禁忌症	终止早期妊娠是安全和有效的	所需时间较长，有可能出现手术流产并发症

（3）人工流产的危害

人工流产并非像“无痛人流”广告中说的那样安全和简便，无论采取何种方法，对女性身体来说，都会产生或多或少的伤害。

激素紊乱：人工流产除对女性的身体产生损伤和疼痛之外，更重要的是，频繁的人工流产还有可能导致激素紊乱，影响生育。

身体早衰：人体孕育的过程，不仅是生殖系统的改变，整个身体都在激素的调节下发生了变化。在人为终止妊娠后，身体的内分泌水平会发生急剧改变，各个器官和系统都要应对这种改变，本身就是一种伤害。反复多次的人工流产，无疑会造成身体各方面功能的减退和早衰。

损害子宫：子宫内膜是受孕的土壤，其周期性脱落形成月经。而在人工流产手术过程中，会对子宫内膜进行刮除，这种操作有可能损伤子宫内膜，造成月经量减少、闭经和绝经，使日后受孕较难。

引发感染：人工流产还会使生殖道病毒感染及性传播疾病发病率上升，这不仅严重威胁到妇女的自身健康，而且影响生育能力，甚至影响下一代的生长发育。

（四）防范性侵害和性骚扰

1.性侵害的界定和概念

性侵害是指违背当事人的意愿，采用暴力或威胁的手段，通过多种形式挑逗、侮辱和侵犯他人的性权利，引起他人的不悦、不安或伤害的行为。性侵害按照行为特点和危害程度分为三个层次：一般性骚扰、性侮辱/猥亵、性侵犯。性侵犯是一种最严重的性侵害，主要指强奸，触犯我国刑法。性侮辱/猥亵（包含女性侵犯男性）虽未构成强奸，但性质恶劣，会危害受害者的身心健康，同样触犯我国刑法。

2. 识别性侵害

性侵害的施暴者不一定是陌生人，也可以是熟人。亲密关系中的伴侣如果有符合概念界定的行为，也可以确定为性侵害。青年学生需要提高警惕，本着普遍防备的原则，及时识别潜在危险，及时采取预防和应对措施，远离性侵害，维护自身健康和安全。

识别性侵害有以下三个原则：

①违背当事人意愿。

②具有强迫和威胁性质。

③对当事人造成伤害，如不悦、不安、恐惧、身心摧残。

在识别性侵害时，需要严格把握上述三个原则。不论你们的关系如何，不论何时何地，只要对方的行为包含上述内容，则构成性侵害。

性侵害发生之前，往往有一些蛛丝马迹，性侵害形式多样，受害个体千差万别。

有些不法分子，假借约会之名，寻僻静之所，实施强奸。有的甚至使用新型毒品，借毒品的迷幻作用，实施性侵害。有些男性，认为自己的伴侣是他们的发泄对象，不尊重女性意愿，强迫发生性关系，对伴侣身心造成伤害，也能构成婚内强奸。有些男生，防范意识不强，也会遭不法分子性侵。因此，触犯国家刑法，可以按照刑法相关规定，以强奸罪或猥亵罪量罪处罚。

3. 预防和应对性侵害

性侵害的对象不仅仅是女生，也包括男生。每个大学生都应该懂得如何保护自己，避免成为性侵害的受害者。

①时刻保持警惕，对性侵害时刻具有防范意识。施暴者与常人外表上无法区别，可能很丑陋，也可能很和善；可能是陌生人，也可能是你非常熟悉的人；可能是男性，也可能是女性。不论对方是你的伴侣、同事、上司还是好朋友，只要他违背了你的意愿，强行发生或意图强行发生性关系，令你感到痛苦、不安，甚至身心伤害，就构成了性侵害。

②不饮酒或避免过量饮酒。酒精会刺激大脑，影响对事物的判断力和控制力，从而做出不负责任的决定。

③学会识别性侵害的蛛丝马迹，如无理的举止、动手动脚、随便触摸你的身体、讲一些色情语言、用暴力进行胁迫等。当发现这些危险征兆时，应该

迅速想办法离开或寻求帮助。

④警惕危险情境，远离危险人物，不要吃陌生人递过来的食物，不接受陌生人送的钱财、礼物等，不随意搭乘陌生人的便车。如果和陌生人交谈，应保持一定的距离。

⑤不与网友秘密约会。尽量不要选择在孤立无援的场所与网友约会。

⑥亲密关系中，如果伴侣试图性侵害，需要保持冷静，明确告知对方自己的意愿，明确告知对方强制行事将触犯法律。

⑦不论男生、女生，不轻易在陌生人家中留宿，也不要轻易请陌生人到自己家中。

⑧训练自己沉着、冷静、顽强的心理品质，遇事不慌，沉着应对。

4. 受到性侵害的做法

①保持冷静，不要惊慌。

②寻找适宜的逃脱方式。

③及时拨打“110”报警电话，利用法律的武器惩治罪犯。

④将心理压力向自己信任的朋友或亲人倾诉，获得情感支持，有助于做出正确的判断，采取有效的办法，渡过难关，缓解痛苦，尽快从中恢复。

⑤及时去医院检查、取证。尽早确定有无性病、艾滋病病毒感染、是否会妊娠以及是否受到其他伤害，及时采取适宜的医疗措施。取证前，不要急于清洗身体，否则容易洗去证据。为避免意外妊娠，在72小时内服用紧急避孕药。如果怀疑可能被迫服用了新型毒品，在72小时之内尽快做尿检以取证。

⑥如果心灵创伤严重，努力寻求心理援助，要相信自己没有任何过错。

5. 用法律的武器保护自己

约会强奸、婚内强奸、乱伦、奸淫幼女、儿童性虐待、男童性侵均被认为是严重的犯罪行为，要承担刑事责任。我国一些相关的法律法规中规定了与性侵害相关的内容，要善于用法律的武器保护自己。其中《中华人民共和国宪法》（2018年修正），从公民基本权利的角度进行保护；《中华人民共和国刑法》（2019年修正），从刑事犯罪的角度保护公民相关权益；《中华人民共和国民法典》（2020年），从民事权益的角度对公民进行保护；《中华人民共和国妇女权益保障法》（2018年修正），从妇女权益的角度进行保护；《中华人民共和国未成年人保护法》（2020年修正），从未成年人权益的角度进行保护。这些法律法规共同保障了我国公民在面对性侵害时的合法权益。

第三节 眼卫生与健康

眼睛是人类感官中最重要的器官，大脑中大约有80%的知识都是通过眼睛获取的。读书认字、看图赏画、看人物、欣赏美景等一些事物都要用到眼睛。眼睛能辨别不同的颜色和光线的亮度，并将这些信息转变成神经信号，传送给大脑。

◆**情景导入**

小强是一名大二学生，最近沉迷于网络游戏，白天只要有空闲时间就打游戏，晚上寝室关灯后，他还会躲在被窝里继续打游戏到深夜。两个星期过去了，他发现看远处物体模糊，眯眼才能看清，出现重影、畏光、眼干、眼痒、眼异物感、眼部酸胀、头痛等症状。

一、常见的眼视力问题

（一）近视

近视眼主要是远视力逐渐下降，视远物模糊不清，近视力正常，但高度近视常因屈光间质混浊和视网膜、脉络膜变性引起，其远近视力都不好，有时还伴有眼前黑影浮动。主要有以下临床表现：

1.视力疲劳

其表现为眼胀、眼痛、头痛、视物有双影虚边等自觉症状。

2.眼底改变

轻度近视者，眼底一般无改变。中度以上近视者，视乳头较大、色淡，其边缘有新月形或半月形弧形斑。高度近视者，常出现玻璃体液化、混浊，眼底呈豹纹状，严重者视网膜可相继萎缩变性，从而发生裂孔，导致视网膜脱离，严重影响视力。

3. 眼球突出

高度近视眼由于眼轴增长，眼球变大，外观上呈现眼球向外突出的状态。

（二）散光

散光是一种非球对称折光系统。散光眼在角膜的不同子午面上具有不同的折光力。由于散光眼的角膜曲率是不对称的，所以由点光源发来的光线，经这种眼睛折射后在视网膜上不能形成清晰的点像。到达角膜不同子午面的光线，在眼内不能被同时聚焦，故称散光。其结果是造成物像变形或视物不清。

二、用眼卫生常识

（一）合理的环境光线

明亮、柔和的光线对视力非常重要，反之，如果光线不佳（太亮、太暗、眩光、反光等），特别是在用眼强度很大的学习、工作和生活环境中，光线不合适，会明显影响视力。为此，国家给不同室内场合的光线照度要求都制定了严格标准（比如，在书房内阅读/书写时的照度>300 Lux）。

（二）良好的近距离用眼姿势

近距离用眼姿势是影响近视眼发生率的另一个因素。乘车、躺在床上或伏案歪头阅读等不良习惯都会增加对眼球调节的频度和幅度负担，应尽量避免。近距离用眼时，最好处于静止状态，坐姿要端正，书本放在距眼 30 cm 左右的地方。看电视距离勿太近，应保持与屏幕对角线6～8倍的距离。

（三）缩短近距离用眼时间

除病理因素外，大部分学生的视力下降是眼睛调解机能的减退。在不佳的环境光线下，长时间近距离用眼，更易导致眼睛调节机能减退，进而导致视力下降。因此，要尽量避免长时间、近距离用眼，如长时间看书写字、看电视、用电脑等。每次专注用眼的时间最好控制在45～50 min以内，间隔10～15 min后再继续。近距离用眼时，一定要确保有个良好的环境和光线亮度。

（四）加强体育锻炼

多做一些户外的运动，在促进眼部血液循环的同时，眼睛会有更多的远眺时间，还可以帮助放松眼部肌肉、神经，其对视力保护作用不言自明。平时坚持做眼保健操，有利于减轻视力疲劳。

（五）良好的饮食习惯

不偏食、挑食、暴食，多吃水果、蔬菜，少吃糖，养成良好的饮食习惯。平时注意补充有利于维持正常视力的营养物质，如动物肝脏、乳类及乳制品、蛋黄、鱼虾等，还有植物性食物，如胡萝卜、菠菜、西红柿、豆类及豆制品。

（六）定期检查视力

一旦发现视力下降应先到医院就诊。假性近视可以通过治疗得以恢复，真性近视应及时戴眼镜加以矫正，防止视力进一步下降。

三、眼卫生生活常识

（一）滴眼液使用注意事项

①操作方法：将下眼皮轻轻拉起，将药水滴入下结膜囊内，然后滴在眼角处，避免直接滴入瞳孔，轻闭眼睛数秒。在滴完药水后轻压眼内角，防止眼药水经鼻泪管流入咽喉而产生不良反应。

②开封后尽快使用，部分滴眼液拆封后超过1个月就不能再使用，即使保存良好，也要在拆封后的3个月丢弃。一旦滴眼液出现原本没有的沉淀或变色，也不能继续使用。

③同时使用两种以上的滴眼液，滴入眼睑的时间至少间隔5分钟。因为各品牌滴眼液所含成分不同，如果同时滴入眼内，可能会发生药效相抵或产生化学反应，从而对眼睛造成不必要的损害。

④使用前认真阅读滴眼液说明书，每天滴入眼睑内的次数需要间隔开。如一日3～4次，不要在上午或下午全部滴完，应将一天时间平均分配，相隔均等的时间滴入眼睑内，这样效果最好。

⑤化妆后的女生在使用滴眼液时，瓶口不要触碰眼皮和睫毛，以免化妆品的化学成分污染药水，滴入眼睛后引起炎症。

（二）戴隐形眼镜的注意事项

①每次取戴或操作镜片之前将指甲剪短，把手充分洗干净；在干净、平整的桌面上操作，以免镜片掉在地上；每次戴镜片之前，仔细检查镜片有无破损、污迹及沉淀物。如有破损则不能戴。如有污迹和沉淀物，则必须清洁冲洗后再戴；分辨镜片的正反面，将正面向上戴。

②按规定的程序清洗、消毒和储存镜片。注意清洁时正反面各揉搓10秒，正反面各冲洗5秒，消毒浸泡时间至少4小时。护理液在开瓶使用后，每次用完及时将盖子盖紧，不要用手指触摸瓶口；护理液应该在规定的时间内用完，如果未用完，则应该弃去，更换新鲜护理液。

③戴隐形眼镜不得滴任何眼药水（除非是隐形眼镜专用的眼药水），否则药水的成分吸附在镜片上，不仅会使镜片浑浊变硬，而且滞留在镜片的高浓度

药液成分会损伤眼部组织。

④需要化妆的女生，应在化妆前戴隐形眼镜，卸妆前取下隐形眼镜，不要使化妆品粘连镜片；不提倡使用镊子和棍棒等辅助工具，因为镊子如果不包裹尖头，很容易损伤镜片，而镊子和棍棒头的包裹物很容易被细菌污染而成为细菌的良好培养基从而污染镜片，使眼睛发炎。

⑤如眼睛有分泌物、摩擦感或结膜充血，甚至角膜上长白点，不要勉强戴隐形眼镜，应立即去医院就诊。

（三）眼睛的受伤急救

1.化学药品溅入眼睛

当化学药品溅入眼睛时，如果戴隐形眼镜，先摘掉，然后用流动的水冲洗眼睛至少15分钟，使水先进入眼睛，再流出眼睛。如果双眼受损，应用水冲洗双眼，如果找不到流动的水，可以用杯中的水冲洗眼睛15分钟，并确保水进入眼睛内角，最后覆盖患眼。冲洗后，用干净的棉布覆盖患眼，并包扎，以减少患眼的活动。如果有可能的话，应辨认烧伤眼睛的化学药品，至少应告诉医生化学药品是湿的还是干的。

2.异物嵌入眼睛

当异物嵌入眼睛时，首先洗干净手，慢慢转动眼睛以便能找到异物。如果发现异物，应轻轻地向下拉上眼睑以盖住下眼睑，取出可见的异物。如果异物不能被泪水冲出，应用流水冲洗或用干净的布使异物取出，也可以在水中眨眼。一旦异物脱出，摘掉隐形眼镜。注意不要用棉花等物品去蘸取异物，不要取虹膜或瞳孔口的异物。

如果发现下眼睑内有异物，应用净水冲洗或用干净的湿布取出异物。一旦异物取出，应摘掉隐形眼镜。从下眼睑内取异物，向上看，然后向下拉开下眼睑，用干净的湿布取出异物。

如果在下眼睑内未发现异物，应拉开上眼睑。如果此时发现异物，应用水冲洗或用干净的湿毛巾将其取出。一旦异物取出，应将上眼睑复位，并摘去隐形眼镜。抬起上眼睑，嘱其向下看，用棉棍横放在眼睑上，向上拉上眼睑，使上眼睑在棉棍上方折叠。

如果没能发现异物或未取出异物或在取出异物后疼痛明显或产生视力障碍，应用干净的布覆盖双眼，并包扎固定后送医院治疗。

你知道吗?

眯着眼睛看东西易伤害视力?

不会。眼科医师杰·皮波斯博士表示，眯着眼睛看东西，主要是为了使瞳孔变小，进入眼睛中的光更少，增强聚光，因而看东西更清楚。这个动作无损视力。

眼睛问题会遗传?

不一定。杰·皮波斯博士表示，很多眼睛问题与基因有关，但有时相关基因也不一定会遗传给下一代。比如，白内障与年龄相关，而与基因无关。肯尼斯·常博士表示，值得重视的是，有些眼部疾病具有遗传性，如青光眼等，有此家族病史的人最好定期检查。

吃胡萝卜会改善视力?

多数情况下不会。饮食对视力很重要，但是这并不意味着整天吃胡萝卜就会让你获得鹰一般的视力。维生素A缺乏会导致视力减弱，但过量摄入也无法增强视力。不过，有些食物确实有益视力，如含有叶黄素的菠菜和西兰花等。

第四节　合理安全用药

药物是指能影响机体器官功能及（或）细胞代谢活动的化学物质。人类使用药物来进行预防、诊断和治疗疾病。药物是一种与人类健康和生命息息相关的特殊商品。随着人们自我保健意识的加强和卫生保健体系的健全，对于一些常见病、多发病，很多人会选择自行购药服药。但“是药三分毒”，如果缺乏用药相关知识，就有可能因吃错药、误食假药、用量过多、重复用药等引起身体受损，甚至危及生命。因此，大学生必须掌握一些常见的药理知识，学会合理用药，确保身体健康。

◆**情景导入**

大二的小王脸上最近长了几颗痘痘，听舍友的介绍，用氟轻松软膏涂抹在痘痘的位置，没想到不但没有好转，还越来越严重了，去皮肤科就医，医生告知他这是由于用药不当导致的皮肤表面菌群失调，面部发生了细菌感染。

一、合理用药的原则

合理用药的目的一是保证药物安全，尽可能降低其副作用；二是保证药物有效，最大限度地发挥其治疗或者预防疾病的作用。

（一）个体化原则

首先，用药之前一定要对身体状况有正确的判断，才能做到有的放矢。如果本身是误诊，盲目用药不但延误治疗，相反可能加重症状，出现不良反应，甚至造成不可挽回的后果。其次，用药之前还要了解本人的病史和用药史，否则可能造成致死致残等药源性事故。如糖尿病病人忌用糖和糖皮质激素。再次，相同的剂量对不同的个体可产生不同的药物效应，因此，用药时应注意加强对病情变化的观察，给药方案应逐渐由常规化、经验化转向个体化、科学化。所以，每个人情况不同，用药种类和剂量都不一样，用药不能盲目效仿。

（二）注意药物相互作用

现代医学的发展带来药物种类井喷式地增长，几乎每时每刻都有新的药物上市，而临床上并用两种或更多药物以防治疾病的情况也非常普遍。但药物相互作用错综复杂，有的共用会增加疗效，有的则会降低疗效，甚至产生不良反应。有些同类的药物由于作用机理相似，可以根据病情酌情选用一种。而有些药物只限于疾病的急性期使用，不宜长期服用，如抗生素类药物、镇痛药等，待病情缓解后即可遵医嘱停服。总之，服药并不是越多越好，当多药合用时，要注意药物相互作用。

（三）选择正确服药方式

服药的方式有口服、注射、外用等不同途径，不同途径药物吸收的方式、速度都不一样，产生的治疗效果也不一样。一般来说，口服用药比较方便，注射用药起效比较快，具体方式要遵医嘱。在用药时间上，要根据药物的代谢特点合理安排，如长效的降压药可以固定时间服用，以避免与其他药物混用；中成药与西药，在服用时间上错开，这样更有利于药物吸收利用。

（四）按医嘱用药

其实，关于合理安全用药的内容，医生一般会在医嘱中明确说明，包括药物剂量、用法、疗程等，这是医生从专业角度给出的建议，综合考虑了病情的需要、药物的代谢过程、不良反应、相互作用等多种因素。所以，我们在用药时遵照医嘱用药，就能保障用药安全。

二、大学生寝室常备小药箱

大学生可以在寝室备一个小药箱，掌握必要的安全用药知识，对于一些常见的小伤小病，就可以自己选用一些安全、合理的药物，以备不时之需。

（一）常备药物种类

寝室常备药物应为安全性较高的非处方药品（OTC），非处方药安全有效、方便经济，经过专家指导，是无须医生开具处方、老百姓根据说明书或药师口头指导即能安全应用的药物。药箱常备药要分为外用和口服两类。

1. 外用药

（1）外用的跌打损伤用药

比如红花油、云南白药喷剂等，同时准备一些碘伏、双氧水、创可贴、无菌棉签、棉球、纱布、医用胶布等。

（2）外用的皮肤炎症药

比如用于皮肤保护的炉甘石擦剂，可起到止痒作用的地塞米松软膏、地奈德软膏，抗菌剂百多邦，抗真菌的克霉唑，抗病毒制剂阿昔洛韦等。

2. 口服药

（1）感冒药

感冒属于多发性疾病，药箱里备一些感冒药、退烧药是非常必要的。常见的治疗感冒的中成药有板蓝根颗粒、双黄连口服液、银翘解毒丸等，西药常见的有速效伤风胶囊、布洛芬等。

（2）肠胃用药

消化不良、腹泻、胃胀胃痛等肠胃问题在大学生中比较常见，针对这些症状，准备一些常用药也非常必要，如促进消化的吗丁啉、酵母片、山楂丸等，缓解胃痛保护胃黏膜的奥美拉唑、复方铝酸铋等，缓解便秘的果导片、大黄苏打片等，止泻的药如蒙脱石散，止吐的药如胃复安。

（3）专用药

如果有诊断明确的疾病，可遵医嘱准备一些特殊用药。

上述药物仅供参考，不必样样俱全，具体要根据个人情况而定，也要根据季节或者时宜有针对性地调整。药箱准备的一定是常用药，不能太多，特别是容易变质、失效的药更应当少备些，通常应以药片为主，水剂为辅，并且要选择包装比较好的药物存放。

（二）合理存放药物

1. 分类摆放药物

药箱内的药物要分门别类，摆放合理，建议分成内服、外用两个区域，然后将同类的药物摆放在一起。这样一则方便取用，避免误拿误服；二则避免一些易串味的药品影响其他药物。药箱中也最好不要放置食品及其他杂物，驱蚊、杀虫剂不能放在药箱中。因为大部分药物的包装内有药品的用法用量及注意事项，所以建议最好将药品外包装一起保存，不要为了节约空间而拆除。

2. 妥善保管药箱

为了防止药物变质失效，药箱应放在干燥阴凉处，避免阳光直射，寝室内的书架上、抽屉里是比较合适的存放处，不可放置在阳台曝晒，也不能放在卫生间等阴暗潮湿的地方。

3. 定期检查清理

定期检查清理药箱，发现过期药品要及时丢弃，某些必备药还要及时补充，以免急用时找不到。过期的药物属于有害物质，要放在专门的药品回收处或有害垃圾桶中。

（三）正确服用中药

1. 正确熬煎中药

（1）要选择合适的器具

最好用砂锅来熬煎中药，因为其化学性质稳定，不会与药物中的化学成分起反应，而且导热较慢，能够使药液受热均匀，还具有较好的保温作用，能使药液中的有效成分充分释放。忌用铝、铁、铜等金属器皿煎药，以免金属受热后与中药发生化学反应、降低疗效或者产生毒副作用。煎好的药液建议用瓷质或不锈钢容器盛放。

（2）要控制好水量

煎药时要加凉水，不可用开水冲烫，也不需要清洗。直接加水，没过中药的高度（用筷子按压，大概高于药材一指的高度）即可，水量过多，药液浓度就会降低，影响疗效，水量过少，药物的有效成分不易释放。

（3）要先用水泡

为了便于保存，大部分中药都是干燥的，或者结晶的，如果马上煎煮，水分不易渗透，影响效果，所以煎药前建议用冷水浸泡中药1 h左右，使其变软，然后再煎煮。

（4）要掌握好火候

一般来说，煎药的火候应该是先大后小，也就是先用大火烧开，再用小火慢熬。不过，也要考虑中药的性质和治疗的需要。煎好的药物要及时滤出，否则药液就会被药渣重新吸收。

（5）要控制好煎药的时间

中药煎煮时间，应根据不同药物和疾病性质、有效成分溶出的难易和用药情况而定。沸腾后再用文火煲药的时间，一般中药，头煎20～25 min，二煎15～20 min；解表类中药，头煎10～15 min，二煎10 min；滋补类中药，头煎30～40 min，二煎25～30 min。

现在很多医院和药店都提供代煎中药的服务，但大部分都是机器煎药，对煎药过程中的细节控制不好，所以效果不如人工煎制。但对大学生来说，在宿舍煎药存在诸多不便和安全隐患，代煎也是比较好的选择。

2.不当使用中药也有副作用

近年来，对不当使用中药造成危害的报道国内外都不难见到。如有篇文章介绍长期服用中药防己、木通后可造成肾功能损害；台湾一家报纸曾报道一肝硬化病人服用“六味地黄丸”导致病情加重等；还有一些“江湖郎中”让患者不合理地长时间服用某些中药，也对身体造成了损害。所以说，中药的不合理使用是可以产生副作用的。但只要掌握中医辨证论治、整体观念的精髓，科学合理地使用中药，注意加工、炮制及配伍，中药的副作用是可以大大地降低甚至消除的。

第五节　实验室安全教育

高校是科研的重要阵地。高校实验室是人才培养的重要场所，也是重要的科研基地以及社会服务的窗口。目前，实践教学在学生综合素养的培养中有着重要的地位，并且各学校的科研项目任务也逐年增加，越来越多的人进入实验室，这就使得我们必须认识到实验室安全教育的重要性。实验室安全事故一旦发生，大多会酿成如以下案例中所示的悲痛惨剧。

◆**情景导入**

1.科研实验不慎引发火灾

2018年12月26日，北京某大学东校区环境工程实验室内学生在进行垃圾渗滤液污水处理科研实验时发生爆炸，引发火灾。上午10:20，火情得到控制，经过初步核实，共有3名参与实验的研究生在事故中不幸遇难。

（来源　中国新闻网）

2.实验发生爆炸致师生受伤

2018年11月11日上午10时左右，南京某大学一个实验室发生爆炸。事故发生后，强烈的冲击波将实验室大门炸飞，玻璃碴子到处都是，而当时身处实验室内的多名师生受伤。

（来源　南京某公安局警情通报）

3.化学反应釜发生爆炸重伤学生

2017年3月27日晚，上海某大学一间实验室发生爆炸，现场一名20岁男性伤及双上肢。经过该校化学系核查，当晚有2名3年级本科生在209实验室做实验，在处理一个约100 mL的反应釜过程中，反应釜发生爆炸，学生左手大面积创伤，右臂贯穿伤骨折。

（来源　南方都市报）

一、常见实验室安全问题

人为因素是各类实验室安全事故的最常见因素，尤其人员缺乏安全意识是导致事故发生的主要原因，通常由个人的不正确操作引发的事故占了很大一部分。实验室安全事故发生的原因和常见分类见图7-1。

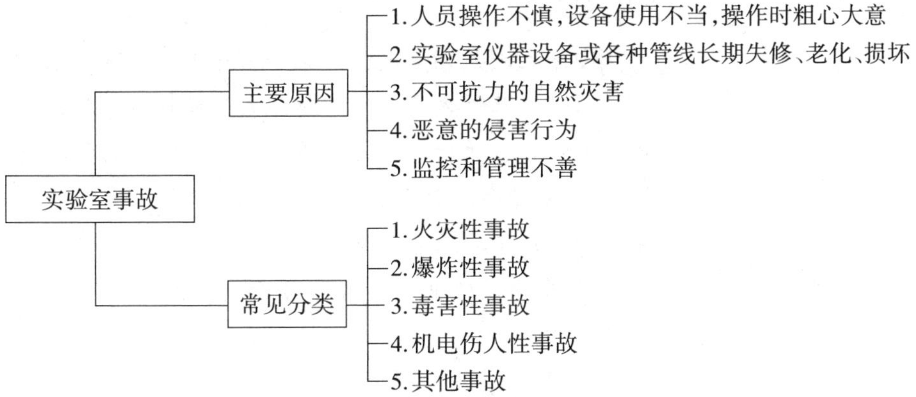

图7-1　实验室事故发生的主要原因和常见分类

（一）火灾性事故

各种类型的实验室几乎都有可能发生火灾性事故，这类事故是比较普遍的，酿成事故的原因主要如下：

①在实验过程中，人员离开实验室未关闭设备或用电器具，若时间较长，则致使设备温度过高，引发火灾。

②人员在使用酒精灯、煤气灯等火源接触易燃设备时，使用方法不当从而引发火灾。

③实验室老旧、年久失修，存在线路老化、配电不合理、超负荷运行、乱扯乱拉电线等导致供电线路发热问题，从而引发火灾。

④人员吸烟后随意丢弃烟头，致使与易燃物接触，从而引发火灾。

（二）爆炸性事故

具有易燃、易爆物品和压力容器的实验室多发生爆炸性事故，酿成的原因主要如下：

①人员不熟悉操作规程，违规使用设备、压力容器等而引发爆炸。

②对易燃、易爆物品随意丢弃，没有进行正确、妥当的处理，导致燃烧进

而发生爆炸。

③强氧化剂与某些物质混合后可能发生化学反应，导致燃烧甚至发生爆炸。

④由于火源与可燃物相接触或放置过近，一段时间后导致燃烧而引起仪器设备、药品等的爆炸。

知识拓展

《中华人民共和国刑法》第一百三十六条规定

第一百三十六条【危险物品肇事罪】违反爆炸性、易燃性、放射性、毒害性、腐蚀性物品的管理规定，在生产、储存、运输、使用中发生重大事故，造成严重后果的，处三年以下有期徒刑或者拘役；后果特别严重的，处三年以上七年以下有期徒刑。

（三）毒害性事故

化学实验室往往会有部分有毒的化学药品，在实验过程中可能会产生一些对身体有害的毒气，酿成事故的主要原因如下：

①人员违反实验室的规章制度，在实验室进餐，误食了有毒的化学药品。

②实验室设备老化或检修不及时，使设备存在故障、缺陷等，造成实验过程中有毒物质泄漏或有毒物质无法排放，造成人员中毒。

③管理不善导致有毒物质的分散和流失，造成环境污染。

（四）机电伤人性事故

有高速旋转或冲击运动的实验室、带电作业的实验室、一些由高温导致的实验室多发生机电伤人事故，酿成事故的主要原因如下：

①人员违反实验室规章制度，违规操作或缺少防护，造成挤压、甩脱、碰撞伤人。

②实验室设备设施老化或检修不及时，存在故障、缺陷等，造成漏电、触电或电弧火花伤人。

③人员不熟悉操作流程，对设备使用不当而造成对自己或他人的人身伤害。

（五）其他事故

在学生日常实验过程中，还可能有一些其他事故，例如：玻璃割伤、烫伤及化学性酸、碱或酚液灼伤等。

二、常见实验室安全问题预防及应急措施

（一）火灾性事故预防及应急措施

若必须用到易燃、易爆物品做实验，远离酒精灯、煤气灯等火源；必须按照规章制度小心销毁爆炸性固体残留物，如用盐酸或硝酸分解金属炔烃；不应随意丢弃易自燃物质，如氢化反应的雷尼镍催化剂及沾有自燃物质的滤纸；不应随意丢弃未熄灭的火柴和烟蒂，以免造成新的火源和火灾。

实验前应仔细检查仪器是否正常、安全、严密，按照操作要求正确使用；在常压下工作时，不要使系统密闭，否则压力过大可能发生爆炸；对于沸点低于80 ℃的液体，应采用水浴加热的方法；在实验操作过程中，应防止有机蒸气逸出，不能在开放的容器中进行加热；要清除对人身体有害的溶剂时，必须在实验室配备的通风橱中进行。

实验室里不允许存放大量易燃、易爆物，必须存放在干燥、阴凉、通风的地方，且有专人保管。若实验过程中不慎发生了火灾，切不可惊慌失措，应保持冷静，最重要的是立即熄灭一切火源、关闭电源，再根据火势的大小选择正确的方法进行抢救和灭火。下面介绍几种常用的救火方法：

①当可燃液体着火时，首先应立即清除着火区内所有的可燃物质，并关闭通风机，防止燃烧范围扩大。

②当酒精等可溶于水的液体着火时，可以用水来扑灭。

③当有机溶剂如汽油、甲苯、乙醚等着火时，绝对不能用水灭火，否则会扩大燃烧的面积，应用石棉布或干砂灭火。

④当黄磷、金属钾、钠或锂着火时，切勿使用水、四氯化碳、二氧化碳、泡沫灭火器等灭火，可以用干砂、石墨粉扑灭。

⑤当仪器设备着火时，不能用水及泡沫灭火器灭火，以免发生触电。正确的做法是首先切断电源，紧接着再用二氧化碳或四氯化碳灭火器灭火。

⑥在实验过程中万一衣服着火，千万不要奔跑，应迅速脱下衣服或立即用石棉布或厚外衣盖住，使火熄灭。若火势比较猛烈，可立刻躺在地上翻滚以扑灭身上的火焰。

⑦当发现实验室的烘箱有烧焦味或冒烟时，应立即关闭电源，但千万不要

急着打开烘箱的门，因为突然进入的空气会助燃。可以使烘箱在空气中自然缓慢降温，同时准备好灭火器以备用。

⑧发生火灾时应该保持冷静，若是较大的火灾事故应该立即拨打“119”。若有伤势较重者，则应立即拨打“120”，将伤者送往医院。

⑨熟悉实验室内灭火器材的位置和灭火器的使用方法。

知识拓展

发生火灾时要做到“三会”

1. 会报火警。

2. 会使用消防设施扑救初起火灾。

3. 会自救逃生。

手提式干粉灭火器使用方法

1. 先撕掉小铅块，拔出保险销。

2. 再用一手压下压把后，提起灭火器。

3. 另一手握住喷嘴，将干粉射流喷向燃烧区火焰根部即可。

（二）爆炸性事故预防及应急措施

在实验过程中，如要使用易爆物，在使用前必须了解易爆物的基本性能和使用基本要求。

在与易爆物接触时，必须做好“七防”：一是防止可燃气体粉尘与空气混合；二是防止明火；三是防止摩擦和撞击；四是防止电火花；五是防止静电；六是防止雷击；七是防止化学反应。

严格遵守各项法律、法规和规章制度。国家对易爆物的使用和管理有相应的严格规定，各学校相关实验室也应制定易爆物的规章制度。未经领导和指导员许可，不得参加爆炸演示、试验、参观等活动。

严格遵守实验室岗位职责。当学生进行实验和实习时，他们经常以小组的形式工作，几个人一起工作，这就要求他们严格按照操作规程行事，服从统一指挥，协调行动，履行职责。

特殊问题的解决取决于组织。如发现易爆物品丢失或违反国家有关易爆物品管理规定，学生不得自行处理，也不得放任不管，必须及时向老师、学校的安全保卫部门、当地公安机关报告，由其采取有效措施，组织和预防事故发生。

做好实验设备的定期检查和维护，特别是压力容器设备。

（三）毒害性事故预防及应急措施

处理例如浓硝酸、浓盐酸、氯乙酰、发烟硫酸等化学药品时，必须在实验室通风橱中进行。因为这些化学药品具有刺激性、特殊气味、毒性，在通风橱做实验时，一定要戴防护面罩，不能把头伸入其中，保持实验室通风良好。

在实验过程中应做好个人防护，避免手直接接触化学药品，尤其是严禁皮肤接触到剧毒品。若不慎将药品沾上，应立即用大量清水和肥皂水洗去，切忌用有机溶剂清洗，否则只会增加化学药品渗入皮肤的速度。

溅在桌子或地板上的有机物应及时清除。如果水银温度计意外损坏，应尽可能收集地面上分散的汞，并用硫黄粉覆盖。

实验过程中使用的剧毒物质由各研究组技术负责人保管，并向使用人员适量发放，其余的均应回收；含有有毒物质的实验容器应贴上标签，单独存放，使用后及时清洗处理；经常使用有毒物质的实验操作台和水槽应进行标记，单独使用；实验后的剩余残留物必须按照规定进行处理，不得随意丢弃。

在进行有毒物质实验的操作过程中，如果感到喉咙痛、嘴唇变色或发绀、胃痉挛、胸闷气促、恶心呕吐、头晕心悸等，可能是中毒所致。根据中毒原因进行以下急救后，及时送医院治疗。

（1）固体或液体中毒

立即将有毒物质吐出来，并用大量清水漱口。误吃了碱的人应该先喝大量的水，然后再喝一些牛奶；误食酸性物质者，先喝水，再服用氢氧化镁乳剂，最后喝一些牛奶，不要使用催吐剂，也不要服用碳酸盐或碳酸氢盐；如果是重金属盐中毒，可以喝一杯含有几克硫酸镁的水溶液，并立即就医，同样不要服用催吐药物，以免引起危险或使病情复杂化；砷和汞中毒，必须紧急就医。

（2）吸入有毒气体或蒸汽者

应立即转移到室外，解开领扣，使其呼入新鲜空气。应对休克者进行人工呼吸，但不能进行口对口呼吸，立即送往医院接受紧急治疗。

（四）机电伤人性事故预防及应急措施

①使用电器时，不要使人体与电器的导电部件发生接触；防止用沾水的手或物体触摸电源插头；防止石棉网金属线与电炉电阻线接触；防止将水和其他溶剂滴入仪器设备中，以免发生电气短路。

②设备和设备的金属外壳等均应与接地线连接。实验结束后，先将仪器的开关关闭，再拔下连接电源的插头。应定期使用测电笔检查仪器设备是否漏

电，所有漏电仪器设备，不得使用。

（五）其他事故

1.玻璃割伤

一般轻伤应及时挤出污血，并用酒精或碘伏等消毒过的镊子取出碎片，再用大量蒸馏水清洗伤口，涂上碘伏，然后用创可贴或绷带进行初步包扎。若伤口较大，应立即包扎止血，并送往医院。

2.烫伤

当被蒸汽、火焰、烧红的铁等烫伤时，应立即用大量冷水冲洗，以迅速降温冷却，避免高温烧伤。如果出现水疱，不要将其弄破，以防止感染，应用纱布包扎并送往医院。对于伤情不重者，可以在受伤部位涂抹一些鱼肝油、烫伤膏或红花油，并使用干燥无菌的纱布轻轻将其包扎起来，并送往医院治疗。

3.被酸、碱或酚液灼伤

如果皮肤被弱酸灼伤，立即用大量清水冲洗，但需要注意的是，当皮肤被浓硫酸灼伤时，不要立即用水清洗，以免硫酸与水结合的过程中放出大量的热加重伤害。正确的做法是先用干抹布吸收浓硫酸，再用水清洗，彻底清洗后，用2%～5%的$NaHCO_3$溶液或肥皂水中和，最后用水清洗，涂抹凡士林。

碱液灼伤，应首先立即用大量清水冲洗，再用2%的CH_3COOH或3%的H_3BO_3溶液进一步冲洗，用水再次冲洗，最后涂上凡士林。

酚灼伤时，首先立即用30%的酒精擦洗数遍，再用大量清水冲洗干净，而后用Na_2SO_4饱和溶液湿敷4～6 h。但需要注意的是，当酚用水冲淡1∶1或2∶1浓度时，瞬间可以使皮肤损伤加重而增加酚的再次重吸收，故不可先用水冲洗灼伤面。

受上述灼伤后，若创面起水疱，均不宜把水疱挑破，以免发生感染。重伤者经过初步处理后，应紧急送医院救治。

4.酸、碱溶液或其他异物溅入眼睛中

无论是酸还是碱溶液溅入眼睛中，首先，都要用大量干净的水冲洗；其次，如果是酸，用1%的$NaHCO_3$溶液继续冲洗；如果是碱，用1%的H_3BO_3溶液冲洗。冲洗时，翻开眼睑，时间至少为15 min。如果伤情比较严重，经过上述步骤处理后，紧急送医院救治。

如果木屑、大的灰尘颗粒等进入眼睛，可在别人的帮助下翻开眼睑，用无菌棉签轻轻取出异物，或让其流泪，或用生理盐水冲洗，待异物排出后，再滴入少量适合的眼药水。如果玻璃碎片进入眼睛会很危险，这时尽量保持冷静，千万不要用手揉搓，也不要翻开眼皮，尽量不要转动眼球，但可以流泪，有时碎片可能会随着泪水流出，最好用纱布轻轻覆盖眼睛后，立即送往医院进行治疗。

5.酸中毒或碱中毒

对于酸中毒，先饮大量的水，再服用氢氧化铝膏或鸡蛋蛋白；对于碱中毒，同样最好先饮大量的水，然后服用醋、酸果汁或鸡蛋蛋白。无论酸中毒或碱中毒，都可以给伤者灌注牛奶，但不要服用催吐剂。

6.水银挥发致人体吸收

水银挥发形成的汞蒸气很容易进入人体的呼吸道，也可以通过皮肤直接吸收，造成慢性中毒。严重中毒的表现是口腔中有金属气味，呼出的气体也有气味；唾液呈黑色，牙龈和嘴唇上有 HgS；淋巴结和唾液腺腺体可能会发生肿大。在急性中毒的情况下，可服用炭粉或催吐剂，使其呕吐，或者服用1 L牛奶和3个鸡蛋蛋白，或者服用蓖麻油来解毒。有条件的，应该立即将伤者送往医院救治。

第六节　网络与信息安全

当今世界上最令人兴奋的新技术之一，毫无疑问是计算机网络技术，它的快速发展，把世界连接成了一个整体，使得“世界”的概念也越来越小。互联网给我们带来了全新的生活方式，不断改变人们的认知。但是，由于网络的虚拟性导致犯罪在悄无声息地发生，以至于形式和数量都迅速增加；再加上网络的超时空性，使用户拥有较大的自主权，这也使犯罪手段更加难以发现和控制。因此，网络安全也成为近年来全世界各国最为关注的焦点之一。

网络是历史上最大的信息数据库。丰富的网络信息给人们的生活带来了便利，开阔了人们的视野，但同时也伴随着信息爆炸、污染，各种不良信息影响着有用信息的清晰度和有效性，而这些不良信息恰恰是大学生犯罪诱发因素之一。

◆**情景导入**

2017年6月，浙江某大学大一学生小付，在网上被人以购物退款的方式骗光了近万元。一天上午，小付接到自称“淘宝某网店客服”的电话，称小付在今年4月曾购买过的一款价值45元的女士单肩包频现质量问题，现在网店准备为客户退货，并承诺以三倍的价钱赔偿。听到对方详细说出购买时的信息，小付相信了对方的话，并按对方要求，通过支付宝加对方为好友。随后，对方步步引导小付识别二维码，并在其提供的虚假链接地址上填写所谓的“退货退款单”。小付如实填写了身份信息、联系方式、淘宝、支付宝、银行卡信息和密码，并把手机收到的验证码也告诉对方。结果，卡内的9500元很快“消失”。幸好报警后，警方帮她追回了被骗钱财。

一、相关概念

（一）网络

网络是指当今社会利用PC和互联网搭建的程序和信息集群，可以利用程序对信息进行收集、存储、传输和交换等，除了PC外，还包括其他可接入互联网或者执行器件的各个终端设备等。

（二）个人信息

个人信息，顾名思义就是每个人的信息集合，可以是以电子信息或者图片、文档等方式存在，或者以其他方式记录，主要是和个人重要的资产、收入、地址、电话、生物特征等相关，甚至是某些个人行为的记录信息等。

（三）网络信息安全

网络信息安全是指用于保护网络上的个人信息或者其他重要信息，一般是对网络攻击、非法入侵或使用等不良行为的打击和遏制手段的统称。

从这个概念来看，网络信息安全包括了传统的网络安全和数据安全，是一个更为广泛的网络安全，但现今则更侧重于个人信息的安全。

二、常见网络与信息安全

（一）网络社交

1. 网络社交的特点

（1）开放性与多元性

网络传播超越了时间和空间的限制，消除了地域的界限，扩大了人与人之间的交流，使人际关系更加开放。“电子社区”的诞生使身处不同地方的人们也能够时刻进行交流、打游戏等。与此同时，传播范围的不断扩大，必然使人际关系朝着多样化、复杂化的方向发展。

（2）自主性和随意性

网络中的每位成员都可以最大限度地参与信息的生产和传播，这就使得网络中的每一个成员几乎没有外部的约束，具有更多的自主性。同时，在以资源共享和互惠互利为目的建立的网络里，网民做什么以及如何做都缺乏必要的约束管理机制，因此，这就要求网民必须“管理好自己”。在这种情况下，有些自控能力差的人就会在网络上肆意妄为，造谣诋毁、恶意中伤他人等，如有些人会在网络上扮演各种角色，与他人进行虚假交流，从而产生网络沟通的随机性。

（3）间接性与广泛性

网络改变了人与人之间交往的方式，最为突出的是具有明显的间接性，它使原来的“人-人”之间面对面的直接交流变成了现今“人-机器-人”的间接交流。这种网络交流的间接性也随之产生了广泛性，因为在过去，时间和空间的限制是人们进行更广泛、深入交流的主要阻碍，但在网络社会中，该阻碍明显不成问题，只要你喜欢，你可以与任何人、任何时间、任何地点在网上直接“嗨聊嗨玩”。

（4）非真实性与匿名性

在网络上，大部分人都是用“昵称”与他人交流，人们之间一般不直接见面，你并不知道与你聊天的那个人的真实情况，他的年龄、性别、相貌、健康状况、身份、背景、社会地位很可能都不真实。如耄耋老人可以把自己说成妙龄少女，一事无成的人把自己扮演成年轻企业家。很多人因为空虚，缺少精神寄托，往往会把网上、网下、真实、虚拟的两种角色分不清楚，出现巨大的心理落差和危机，甚至产生多重人格障碍等心理疾病。

（5）人际情感的疏远

全球化的网络和发达的信息传播手段不仅使人们的交流没有空间障碍，而且在实际生活中更加疏远。虽然网络虚拟交流可以帮助人们摆脱暂时的现实麻烦，找到临时的寄托，但它并不能真正地满足生活中人们的情感需求。有些人由于过度沉迷于虚拟世界，往往会产生更大的与现实生活的疏离感。同时，当一些人在现实生活中遇到挫折时，他们会采取“相信机器而不是人”的态度，沉迷于虚拟时空，不愿面对现实生活。

2. 正确进行网络交流的方法

网络具有两面性，一方面它使我们的生活更加便利，另一方面也带来了很多的负面效应。那么，如何正确利用好网络，开展正确的网络交流？以下九点可供参考：

①在网络上，千万不要给陌生人提供能确定自己身份的信息，比如：姓名、学校名称、电话号码、银行卡密码、父母身份、家庭具体地址、经济状况等信息。若需要提供，必须征询父母或老师的意见。

②女生绝对不要独自一人与网友见面。如果必须见面，则见面地点一定要选择人较多的公共场所，并且至少有1人陪同。

③如果在网络上遇到带有攻击性、威胁、暴力、色情等不良信件或信息，可以采用不回答或不反驳的形式，但要立即告诉父母、老师或向服务商举报。

④不随意向网友发送自己的真实照片，尤其是证件照。

⑤不要随意相信网友所谓的任何“悲惨身世”“痛苦经历”等。

⑥当你一个人单独在家时，千万不要同意网友来家里拜访你。

⑦要让父母知道自己在网上的行为。经常和同学沟通交流，了解他人使用网络的心得体会，学习他人的经验。

⑧合理控制上网的时间，以不影响自己的学习和生活为准。

⑨在现实生活中不如意的人，绝不能仅依靠网络来舒缓自己的压力或放松心情，而是应该在父母、老师或朋友的帮助下，采取一些积极的生活方式，勇敢地面对现实生活。

（二）网络诈骗

随着网络的普及，我们身边各种网络诈骗活动层出不穷，因此，大学生必须提高警惕，以防上当、给自己带来身心损害。

1. 避免网络长话诈骗

★典型案例一：网络长话诈骗

福州电信部门曾接到几十起上网用户有关国际话费的投诉，反映没有拨打国际长途电话却出现高额话费。

林先生上网时因好奇浏览了一些非法网站，结果当天产生国际话费1300多元。

某公司值班人员晚上为打发时间上网冲浪，结果短短10天产生国际话费5200多元。

郑先生7岁的小孩暑假在家玩电脑，一周内话费近3000元。

（案例来源　福州日报）

在浩瀚的网络信息中，存在着各种各样的陷阱。案例中，林先生、值班人员因为无意中点击了一些网站，这些网站可能正是他人设置的“陷阱”，包含着自动拨号软件，当你点击时就会落入他们的“圈套”，你的电脑会自动断开与本地互联网的连接，变成由长途电话线路拨号上网，如果你上网时间过长，则在你毫不知情下就产生了高额的国际电话费。

还有，常见的木马病毒经常被黑客设计于一些成人网站内，用户在登录的同时，黑客就会对个人账号信息、支付信息等进行盗取，甚至侵入PC端内部获取更多的信息。

针对这一情况，专家提醒广大网络用户：涉外的国际电话多为诈骗电话，应杜绝接听和通信；个人登录信息应常换常新，不要和个人信息，如生日、电话等相关；杜绝浏览不健康和不安全的网站；不要点击陌生人发送的链接或者推荐的软件进行安装；安装过程或者登录时如果有涉外电话自动呼出，应提高警惕，注意产生高额的国际长途话费。

大学生群体由于刚刚离开紧张的高中生活且自律性不强，容易沉迷于网络游戏、网络交友甚至是成人网站之中，成为网络诈骗的牺牲品。对此，学校和家长应防微杜渐，面对目前网络诈骗的形式和方法对学生做好教育和警示工作；同时，也应对学生进行一些安全技巧的教育和培训，如在手机和PC上安装杀毒和防诈软件，过滤不良内容，以控制学生的上网时间和内容等措施去保护大学生这个特殊的群体。

2. 避免网络聊天诈骗

★典型案例二：网络聊天诈骗

2005年5月初，北京一男孩在网上通过QQ聊天认识外地一女孩，该女网友向其诉说自己的求学痛苦，并约定到北京会面但苦于无路费，当男孩向父母要了2000元并按女孩指定账号汇出后，女网友随即消失。

2005年7月，西南科技大学学生郭某在QQ聊天时，碰见“高中同学”在线，二人聊了不久，对方提出借100元钱的要求并告知郭某一银行账号，郭某随即汇出100元。当晚，郭某接到哥哥电话，哥哥问为何在网上向他索要500元，郭某感觉事出蹊跷，立即上网查证，发现自己的QQ号码已被盗，同时发现有人利用自己的QQ号向其同学及好友进行诈骗。

（案例来源　某公安局警情通报）

在上述案例中，利用网络聊天进行诈骗等犯罪活动正变得日益猖獗。在现代社会，网聊是年轻人主要的联系方式，可有些人却利用此进行犯罪诈骗活动。大学生要增强法律意识和自我防范意识，防止被骗。

在网上聊天时，不要轻易相信网友承诺的约会。不要向他人透露你的微信、QQ、银行借记卡或信用卡账号和密码；不要用非个人的电脑进行网上支付等一系列与个人资产有关的操作；登录网上银行时，注意网站的真实性，检查登录的网站是否与协议中的合法网站一致；对来历不明的信息或电子邮件保持警惕，如果收到类似的电话、信息或电子邮件，可以直接联系开证行进行确认。

常见的网络聊天诈骗形式有图7-2以下几种形式：

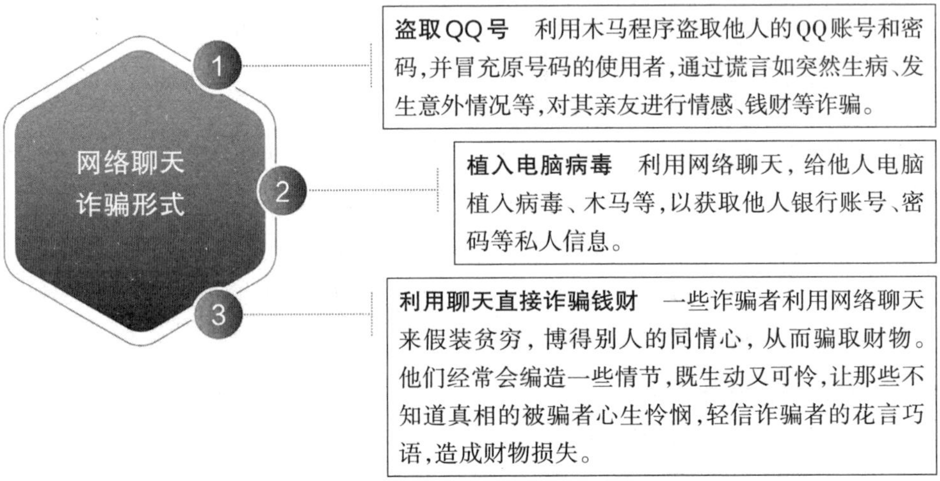

图7-2　常见的网络聊天诈骗形式

3.避免网络短信诈骗

网络短信诈骗是指诈骗者利用网络群发短信的形式，致使部分人受骗上当的一种活动。常见的网络短信诈骗活动大致有图7–3所示几种形式：

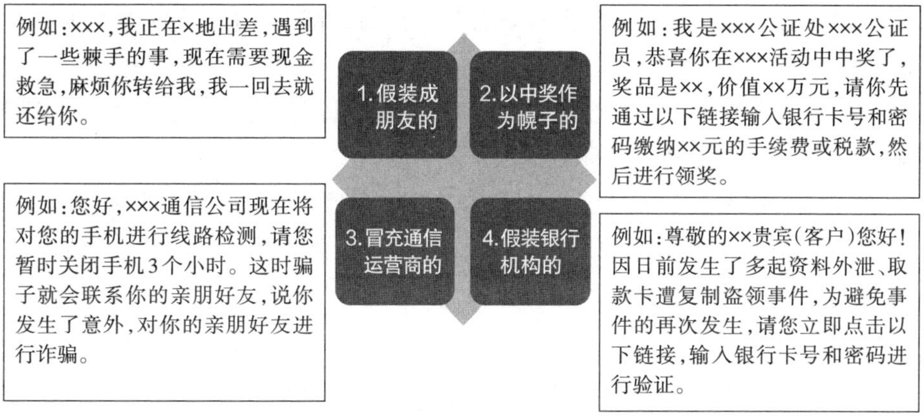

图7–3　常见的网络短信诈骗形式

以上的诈骗形式屡见不鲜，骗子却常能取得成功，究其原因往往与个人爱占小便宜的心理和防范意识薄弱有关。如果认真分析，就会发现骗子的手段并不怎么高明，保持头脑冷静，不冲动行事，就不会被骗。因此，个人在接到意外的短信和电话时，凡事多想多思，时时提高警惕。另外，大学生也需要对当前的常见诈骗手段有所认识和了解，只有“知己知彼”，才能“百战不殆”。

如果你已经被诈骗，应该尽快寻找挽救的办法，如报警，通过公安机关的侦查尽可能地追回损失，此外，打击违法犯罪活动减少其他人受害也是大学生应尽的社会责任和义务。

4.避免网络大奖赛诈骗

★典型案例三：网络大奖赛诈骗

刘某在某个人主页上看到××征文大赛的通告，征文题目不限、内容自拟，获奖者除了可获得很高的奖金外，其作品还会被收入《××××》，而报名的条件是只需交纳五百元的报名费。

刘某交了钱，寄了文章，最后却没了消息。这种小额诈骗最容易得逞，也不会有人追究，这就使骗子得逞。

（案例来源　某公安局警情通报）

如果你也和案例中的刘某一样，经常会写写文章，发表在某些文学论坛或网站上，说不定有一天，你也会遇到同样的情况：你编写的××文章将在某网站或某杂志上发表，但需要汇几百元钱，交纳保证金或版面费……如果你误信其言，将会造成财物损失。

这种欺诈方法类似于短信欺诈。有时，你的邮箱里会有一封奇怪的E-mail，标题是祝贺您获得某某促销大奖。它可能是一个“大奖品”，也许是你一直想要的iphone，或者是你渴望已久的ipad……仅仅只需你要把一笔手续费汇到指定账户。如果你误信其言，你就掉入了圈套。

无论哪种情况，骗子可能会要求你电汇数万元，也可能会要求你电汇十几元（这样我们会更容易上当，因为钱数少，反而会降低警惕心）。简而言之，骗子只有一个目的，就是骗取你的钱财。

5.避免网络广告诈骗

网络广告诈骗就是不良商人或谋取他人钱财者发布的虚假、违法广告，从而诱骗我们购买，造成金钱财物的损失。目前，网络广告诈骗主要有图7-4所示几种表现形式：

诈骗者对事实上不能交易的商品进行广告宣传，或者对商品的数量和日期有重大限制，而这些限制并没有在广告中表达出来，从而诱使受害人购买其他商品。据报道，为了应对此类在线欺诈，美国联邦贸易委员会建立了一个网站，将欺诈网站链接输入其数据库。

诈骗者利用虚假事实进行广告宣传，以欺骗受众对其产品或服务的信任，从而成为购买其产品或服务的潜在客户。网络广告由于相对较低的市场准入门槛和广告成本，使每个人都有可能发布广告。再加上法律法规相对滞后，网络广告的管理难度很大。一些网站无视法律和消费者利益，发布虚假内容，甚至从事法律禁止的内容宣传。

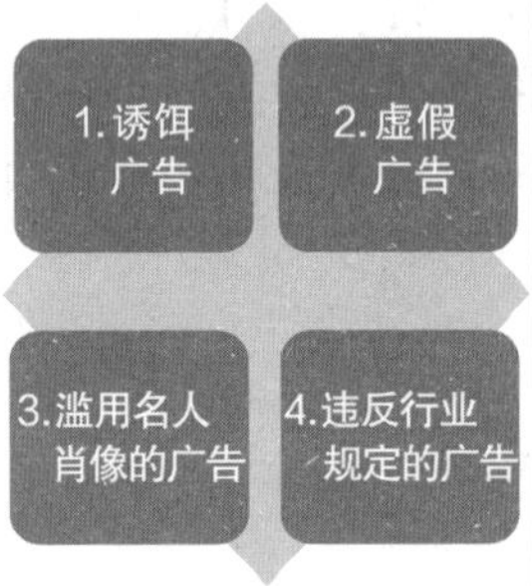

1.诱饵广告
2.虚假广告
3.滥用名人肖像的广告
4.违反行业规定的广告

名人的广告效果是显著的。一些网站，特别是中小型网站，一方面希望扩大自己的影响力，产生丰厚的经济效益；另一方面又不愿意或无法提供足够的资金，因此，他们经常在未经名人同意的情况下，将他们的肖像加工成新图片，进行虚假宣传，以扩大产品的知名度，诱骗消费者。

不同的行业有不同的广告要求。例如，药品、烟草的广告有其特殊要求。如果网络运营商不按照特定行业的法律法规开展广告宣传，很有可能就构成了非法的广告。这些广告会隐藏在一些网站中，诱使部分人受骗。

图7-4　常见的网络广告诈骗形式

此外，一些个人网站就是靠付费广告来维持运转的，可这些广告的点击率往往都不是很高，所以这些网站的管理员会把这些广告的链接修改成一些很吸引人眼球的文字，或者以E-mail的形式发送到你的邮箱。如果你想看看这些链接是什么，当然你就会点击这则广告，如果再去购买该产品的话，这个亏可能就要吃大了。

6.避免网络交友诈骗

★典型案例四：网络交友诈骗

2012年的一天晚上，15岁的女中学生赵某在网上遇到网名为“眼神”的男孩。两人一“见”如故，并在电话里约定在某网吧见面。20分钟后，赵某在那家网吧见到了“眼神”及另外2个男青年。几人在饭店共进晚餐后，“眼神”提出先送2个朋友回家，再送赵某，4人同乘一辆出租车，不一会儿便出了市区。途中赵某要求下车，遭到拒绝。3名男青年将赵某拖进一处平房，实施轮奸。随后抢走了她的手机和1500元现金。

（案例来源　某公安局警情通报）

“网友”是指人们对网上冲浪聊天和讨论问题而认识的朋友的统称。互联网的快速发展破除了人与人交流的时空限制，改变了很多人交朋友的形式。然而当我们在网上聊天和交朋友时，很容易受到诱惑、煽动、性骚扰乃至伤害。因此，在网上聊天和交友时要谨慎，应该警惕以下两种情况：

（1）警惕网上劫匪或色狼

一些骗子为了达到目的，会花很长时间在网上寻找他们的“猎物”。他们会充分发挥欺诈能力，直到了解你的个人信息、兴趣爱好、生活习惯等等。在你消除戒心之后，他进一步获得你的信任，可能会骗取你的电子邮件密码、游戏密码，甚至是银行账户和密码。如果你是女生，应该更加注意，和你聊天的那个举止得当、知识渊博的人很有可能就是一个色狼。

（2）避免网络情感诈骗

网络情感诈骗是指骗子通过网络与受害人谈恋爱、结婚骗取财物的行为。如王××是一名大龄青年，在网上聊天时遇到了心仪的女孩陈××，熟悉后，陈××经常以各种理由向王××索要财物，前后共计五十万元，之后就消失不见了。

总而言之，虽然在某种程度上，网上交友和聊天可以缓解大学生学习中的个人紧张情绪，也能暂时丰富大学生的精神生活，不能全盘否定，但必须警惕网络诈骗。

7.避免网络黑客诈骗

黑客是一些操作计算机的高手，当他们犯罪时，手段可能会更加高明。当我们在QQ和微信上聊天时，一些黑客可能会伪装成熟人发送文件让你接收。一旦你打开这些文件，你的电脑可能会感染病毒，变成黑客的犯罪工具，他们在遥不可及的地方控制你的PC，如特洛伊木马病毒会将你PC中的所有私密信息毫无保留地输送给黑客，其中可能有你的微信密码、你的靓照、你的银行卡号和密码等个人隐私。一旦上当，你自己的电脑将成为黑客的仓库，而你毫不知情。

一些黑客经常在主页上设下各种陷阱，如以飞机退票、退差价等为诱饵，要求你留下账号、密码和其他个人信息。在这种情况下，必须牢记：不要一时冲动透露个人信息。不管对方如何炒作，只要你时刻保持头脑清醒、高度警惕，对方也只能无所作为了。

总之，黑客会想尽一切办法，不断变换作案手段。以下是黑客常用的几种攻击手段：

（1）窃取他人信息

在登录某些网页时，往往需要填写一些个人信息进行注册，如姓名、昵称、密码等，然后才能进入。一些聪明的黑客恰恰会利用这点，精心设计一个假登录页面，当你填好信息并发送后，此时此刻，你的信息已经被盗走了。应对此类黑客，最好的办法是采取预防措施，经常查看服务器的运行日志，对任何疑问及时向管理员反映并处理。

（2）利用防火墙漏洞

一些黑客则利用一些防火墙的漏洞，巧妙地将他们的IP地址请求设置到防火墙的路径，而不是防火墙保护的主机，这样他们就可以毫无阻力地访问防火墙，利用其作为入侵的跳板，轻松直接进入主机。如果发生这种情况，你必须更换防火墙或升级原始的防火墙。

（3）通过技术分析

一些黑客凭借高超的技术，通过分析DNS即域名管理系统可直接获取网络服务器和其他主机的IP地址，彻底消除了攻击网站的障碍。面对这样的黑客，几乎没有什么好的办法。

（4）通过E-mail

E-mail一方面安全性很差，传输的数据可能会丢失或中途被截获；另一方面，大多数黑客程序（如特洛伊木马）通过电子邮件进入用户的电脑。

黑客的手段各种各样，但对我们每个人来说，仍要时刻保持头脑清醒，不要贪图小便宜，不要轻信别人，才能减少受骗的概率。

（三）信息泄露

★典型案例五：中国隐私泄露事件回顾

金山网络曝出号称我国史上“最大隐私泄露事件”，发生在2010年12月31日，该事件在谷歌网站上可以搜索到大量中国用户使用互联网的隐私记录，内容涉及：用户浏览过网站的全网路径、社区用户名及密码、下载过的程序、企业内网信息等等。

2011年12月21日，国内知名技术社区CSDN的600余万用户资料被泄露，拉开了我国2011年度互联网泄密事件的帷幕，178.com、17173.com、ys168.com、多玩、开心网、人人网、凡客、天涯、当当网、卓越网等网站数百万到数千万不同程度的用户资料数据被外泄。

2012年12月24日，腾讯移动安全实验室列举了2012年度十大手机隐私泄露事件，手机隐私受到严重威胁。

2013年10月，国内安全漏洞监测平台乌云（WooYun.rg）发布报告，称如家、汉庭等大批酒店的开房记录被第三方存储，并且因为技术漏洞而泄露了客户名、身份证号、开房日期、房间号等大量敏感、隐私信息。

从案例中可以看出：近年来，个人数据隐私泄露已成为中国网络泄露的重灾区。它的泄露范围很广，涉及领域包括购物、游戏、电子邮件、社交网络、手机、网上银行、住宿和许多其他个人互联网应用；它的泄露范围通常是数千万；它的传播迅速通过现在的光纤或5G网络在数秒内可传遍各个角落；它经常会密集爆发，这让用户、运营商和政府都感到惊讶。个人数据隐私泄露带来了巨大危害和破坏，保护个人互联网数据的隐私迫在眉睫。那么，我们应该如何做呢？具体建议见图7-5。

登录安全网站 权威和正式的大型网站通常更关注信息来源，因此，它们的安全性会比较高。我们通常可以将这些网址添加到自己的收藏夹中，这不仅可以避免由于拼写问题而错误地登录其他网站，还可以节省查找和搜索的时间。

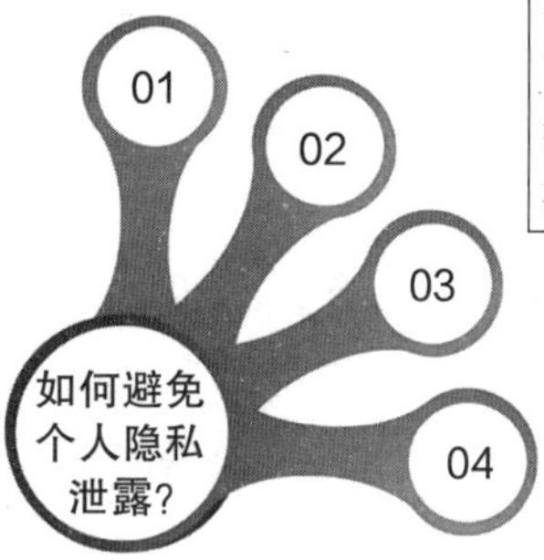

不搜索、不浏览不良网站 目前，搜索引擎、电影网站、博客互动和BT下载是网络上受不良内容影响最严重的领域。我们应该自律，不主动搜索浏览不良内容，不去点击他人博客页面中的不良链接，不用手机号码注册电影网站，不观看和下载色情暴力电影。

用技术手段做好防护 我们可以在PC中安装页面过滤器，阻止不适合观看的web内容，阻止包含暴力、赌博、色情和其他不良内容的信息和网站。还可以使用“网络助手”设置“分级内容”和“无弹出广告”等功能，以切断隐藏在广告中的一些不良信息。

提防不明手机短信 手机也是网络的一个终端，我们不应随便用手机注册不良网站或把自己的手机号码告诉陌生人。对来源不明、诱惑性的短信不予理会并及时删除。

图7-5 避免个人隐私泄露的建议

我们可以通过以上建议做好个人隐私的保护，同时还应积极主动承担起维护网络信息安全的责任，如果发现问题，应当及时向有关部门报告。

三、提高网络道德修养

爱国为民、文明诚信、自觉守法是网络道德的基本内涵。面对网络上的不道德行为，一些人出于好奇或恶作剧心理，也可能成为不道德行为的追随者。因此，我们必须首先清楚什么是不道德的行为。

（一）网络不道德行为

编写病毒来攻击别人的计算机，窃取他人隐私和数据。

浏览黄色、赌博、暴力、反动网站。

窃取他人隐私，侵犯他人知识产权，在网络上随意贩卖、传播他人信息。

在网络聊天时盗用他人身份进行诈骗。

不注意网络礼仪，说脏话、辱骂他人。

攻击别人的电子邮箱，获取用户名和密码，并冒用别人的名义发送邮件，给对方造成人身伤害。

随意制造、散播、宣传虚假、反动、迷信等信息。

利用互联网为国外间谍组织窃取、刺探、非法提供国家的秘密和情报等。

利用网络从事色情、赌博等不正当的交易。

知识拓展

《全国青少年网络文明公约》

2002年，《全国青少年网络文明公约》正式发布，这是我国青少年网络生活中的一个里程碑，对网络应用产生了深远的影响。公约要求："要善于网上学习，不浏览不良信息。我们应该真诚友好地交流，不侮辱或欺骗他人。我们应该增强自我保护意识，不要随意和网友约会。维护网络安全，不破坏网络秩序。我们应该多做一些有益于身心健康的事情，不要沉迷于虚拟的时空。"

（二）提高自身网络道德素养的方法

1. 坚决抵制网络中的不良信息、不良做法

净化个人的上网行为，纠正自身信息需求动机，与违法有害信息坚决斗争，看到违法有害信息要向中国互联网违法和不良信息中心进行举报。不良有害信息主要包括：敌对势力渗透破坏意识形态的反动言论和思想；容易导致自我迷失和犯罪的"黄色"信息；别有用心者发布的一些虚假"灰色"信息；包含大量名人逸事的"桃色"信息等。

当遇到有害信息时，我们也应该提高自己的道德判断能力，明辨是非，提高自己的道德修养。当独自一人，不能被他人和社会有效监督时或不能被道德舆论控制时，应始终保持清醒自律，坚定符合社会规范的信念，自觉按照伦理规范和道德规范行事。

2. 网络中也要知法、懂法、守法

我国是一个法治国家，非常重视制定有关互联网安全的法律、法规和政策。近年来，国家陆续颁布了一些有关的法律法规，例如：《中华人民共和国计算机信息网络国际联网管理暂行规定》《互联网信息服务管理办法》《中华人民共和国计算机信息系统安全保护条例》等。另外，在《中华人民共和国宪法》《中华人民共和国民法典》《中华人民共和国刑法》《中华人民共和国治安管理处罚法》等法律中也有相关规定。以上这些法律法规规范了互联网的运行规则，约束着我们在网络中的行为，发生违法行为则在相应的处罚和量刑规定。

在互联网上，一个人的道德修养体现得淋漓尽致，如果匿名发帖侮辱他

人、造谣生事、恶作剧、诈骗，都是违反社会道德和法律的。如在网上发布他人的电话、地址等个人信息，是对他人隐私的侵犯；窃取他人邮箱，以他人名义发送电子邮件，是对他人通信自由和秘密的侵犯。

总而言之，互联网是一扇敞开的窗户，无数双眼睛一直盯着它，我们应时刻端正自己的上网态度，不存侥幸之心，否则将会给自己造成巨大的灾难。

第七节　环境安全

21世纪，人们对“健康”的认识和理解都随着社会的发展而不断更新。过去，在我们的理解中，人的健康和生活环境没有关系，也就是说，以前大家对健康问题的认识仅仅局限在人的身体是否有无疾病这个层次上，而没有认识到人与自身所处的自然环境以及安全生态服务对健康的影响。然而，现在我们才慢慢发现，健康在某种程度上是人与环境互相作用的结果，它不仅包含个人生理、心理健康，而且与生态有很大的关系。除此之外，我们还慢慢发现，疾病的发生、治疗都会受自然环境因素的制约和影响。

◆**情景导入**

徐霞客中学制定了《徐霞客中学关于节约用水用电的规定》《徐中关于建设节约型学校的实施意见》《徐中垃圾分类制度及分类处理办法》。在《徐中“星级霞客班”考核评估条例》中，节水节电纳入班集体量化考核。在学校每日公示栏中，对开白日灯、无人电扇、漏水龙头等现象及时通报情况、点名批评，各班制定了《绿色公约》，设立了环保监督岗、节水节电员，食堂里加强了学生值日，监督节粮节水。从制度上、人力上使校园耗能得到有效控制，培养了具备较高素养、全面发展的学生，于2007年被评为国家表彰绿色学校。

一、环境安全与健康

（一）环境的内涵

“环境”在《现代汉语词典》的定义是：一、周围的地方；二、人们赖以生存所处的情况和条件。

在我国，学生生活和学习的最主要环境就是校园环境，它包括两个方面：自然环境和人文环境。自然环境即物质环境，是指校园内的基础设施，如教学楼、图书馆这类建筑物及花园、草地、操场等。人文环境即精神环境，是指一个学校的校风、校训、文化氛围、文化活动、师生精神风貌、人际关系等。

整洁、舒适、优美的校园自然环境是学校育人的基础条件，积极向上的校风、丰富的文化活动、和谐的人际关系，这些校园人文环境则是学生成长的核心力量。学校环境安全、健康、有序，有利于学生的全面发展。

（二）健康的内涵

目前，人们对《世界卫生组织宪章》中“健康”的定义较为认可。它是指个人的身体状况、精神风貌、社会适应能力具有较好的状态。这表明健康的范围很广，由三个内容构成，即身体、心理和社会适应能力。人是具有高级神经活动的生命体，人的生理调节机制受环境变化的影响。

知识拓展

健康的本质

人生命全过程的最重要的资本就是健康。

身体无病——是健康的最基本条件；

心理健康——是指心态决定了人生的一切，良好的心理是一切的保证；

生理健康——是指维持机体各组织的细胞正常功能，使功能协调、作用完善；

适应社会的能力——当今社会的三大特征为：速度、多变和危机，相应的对策为：学习、改变和创业。

（三）校园环境对学生健康发展的作用

校园环境对学生的影响是潜移默化的。在一定程度上，校园自然环境和人文环境都可以看作是教育媒体，因为它们具有暗示性、渗透性等特点。自然环境和人文环境二者相辅相成，有利于提高学校德育的实效性。切实做好环境与健康的协调发展，对学生的影响主要表现在图7-6四个方面：

学生所受教育时间越长，对学校环境要求就越高，依赖性也越强。校园已经由传授知识的单一功能体转变为集传授知识、培养能力、娱乐生活等于一身的多功能体。学生来到学校，不仅追求知识，而且追求娱乐、生活、艺术。学校的物质环境是否艺术化、实用化、舒适化、优雅化、整洁化、安静化等等，都会影响学生的心理发展。如果校园环境条件过于简陋、杂乱，缺乏现代文化气息，就会导致学生对学校的期望破灭，可能产生失望的感觉。

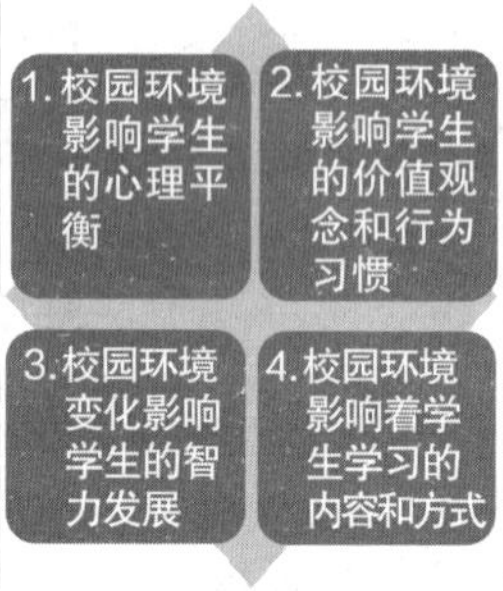
1.校园环境影响学生的心理平衡
2.校园环境影响学生的价值观念和行为习惯
3.校园环境变化影响学生的智力发展
4.校园环境影响着学生学习的内容和方式

校园环境影响着学生对事物的看法，从而影响其形成价值观念。同时，又制约着学生的行为。在一个整洁的校园内，学生是不会随地吐痰的；在一个幽静的校园内，学生是不会高声喊叫的；在一个充满现代文化气息的校园内，学生是可以陶冶情操的。校园文化环境一旦形成，就对学生的道德观念和行为习惯产生影响。它通过感染、模仿、从众、认同的心理机制，使全体成员在不知不觉中接受影响，引起个人心理和行为的变化，从而达到育人的目的。

有的心理学家指出："人的智商在丰富的环境与贫乏的环境中能够上升或下降，并确实上升或下降了。"校园文化环境每一处都带有教育者对受教育者的目的要求，具有丰富的文化内涵，散发着多元化信息。所有经过精心设计的文化信息源，能够对学生进行有利、积极的刺激，从而促使其智力发展。

随着当今社会的不断进步、物质条件的改善，学校的环境文化需求越来越大，它所能负载的教学内容也越来越多，教学方法也日益多元化。目前，现代信息技术进入学校，更增加了学校教学内容和教学方法的丰富性、多样性，如互联网的出现，慕课、微课、精品课程等可以使学生利用碎片化的时间学习。因此，校园环境建设影响着学生学习的内容和方法。

图7-6　校园环境对学生健康发展的作用

二、保护校园环境行为指导

每位学生都必须遵守教育部颁布的《普通高等学校学生管理规定》《高等学校学生行为准则》等，维护好校园环境与秩序、教学楼与教室秩序、宿舍环境与秩序，创造一个文明、和谐、安全、舒适的学习与生活环境，应从图7-7这几个方面做好：

- 保护学校环境行为指导
  - 一、校园环境与秩序
    - 1. 学生在校使用计算机网络时，不得登录非法网站，不得传播有害信息
    - 2. 学生组织大型集会、游行、抗议等活动，应当按法律程序和有关规定获得学校的批准
    - 3. 学生不得在校园内随意张贴大、小字报，未经批准禁止悬挂条幅、广告等宣传物品
    - 4. 学生应该崇尚科学，反对邪教组织，不得在学校内进行一切宗教活动
    - 5. 学生进出学校大门应自觉遵守门卫制度，主动出示学生证，接受门卫检查
    - 6. 学生应自觉遵守校园公共场所、设施和建筑物管理规定，爱护公共设施和卫生
    - 7. 学生不得随意摘花折草或在墙壁上涂鸦，不得随意移动公共设施，公共场所禁止吸烟
    - 8. 学生应自觉遵守图书馆、自习室、会议室、浴室、食堂等公共场所的有关规定，服从安排与管理
  - 二、教室环境与秩序
    - 1. 学生不得翻越门窗进入教室，不得损坏灯具、多媒体、投影仪、智能黑板等教学设施；不得在桌椅和墙壁上雕刻、涂鸦；不得擅自撕毁、更改、涂抹资产条形码
    - 2. 学生应注意教室内、外的卫生，自觉打扫，保持整洁。不要随地吐痰或扔果皮、纸屑等垃圾；不要在教室里制造噪声，影响他人学习；不要把食物带进教室
  - 三、宿舍环境与秩序
    - 1. 不在宿舍从事非法集会、封建迷信、邪教等活动；不在宿舍传播淫秽类书籍、报纸、光碟等物品；不谈论低俗话题
    - 2. 不在宿舍内喧哗，影响他人休息；不在宿舍聚众斗殴、饮酒、赌博等
    - 3. 严禁携带各种违禁品进入宿舍，不在宿舍内储存任何易燃、易爆等危险物品
    - 4. 严禁偷窃他人财物；不得勒索、诈骗其他同学；不得冒领、侵占他人财物
    - 5. 不将宿会当作买卖物品的场所或推销商品的地点
    - 6. 不在宿舍内进行滑旱冰、打篮球、骑自行车等有可能危及他人人身安全的活动
    - 7. 不在宿舍内停放摩托车、电动自行车等危害公共安全的物品
    - 8. 学生宿舍不允许有异性进入（特殊情况除外），更不准留宿异性
    - 9. 除节假日外，严禁夜不归宿；禁止通过攀爬窗户、阳台等危险行为出宿舍
    - 10. 宿舍应有管理制度，卫生干净整洁，学习生活紧张有序，精神风貌积极向上

图7-7　保护校园环境行为指导

总之，保护好校园环境的核心是培养学生的良好行为习惯，但这不是一朝一夕就能形成的，而是一项长期的复杂工程。学校可通过加强宣传教育、量化行为

规范、定期组织学习、检查和评价、亲自参与管理等措施，去帮助学生养成自觉遵守规章制度、热爱学习、自我约束的学习和生活习惯。培养学生热爱劳动、文明礼貌、团结友爱的道德品质；同时，学生也应提高自我认识，只有这样才能全面建设和谐的校园环境，使其健康有序、充满活力，更利于其健康成长。

课后练习

案例分析

21岁的韦某是南宁市某职业技术学院学生。他常活跃在各个QQ群里，与各地网友谈天说地。在其中几个QQ群里，一些网友上传了露骨的图片或视频，供大家欣赏，而韦某也不时观看。2012年4月，一名网友在QQ群里询问谁有某明星的黄片，引起了韦某的注意。韦某恰好知道一部匹配视频的网址，就将此片的下载网址发在QQ群里。

韦某共享黄片网址之举，受到网友的追捧。出乎意料的是，他随手发布的网址，引来群友的大量点击和浏览。2012年6月，浙江省诸暨市的网友举报此QQ群传播淫秽视频，希望警方查处。当地警方调查后确认举报情况属实，立案侦查，并将传播淫秽视频和图片的网友列为网上在逃人员，韦某就是其中之一。

（1）请分析韦某的行为会给自身和他人造成什么后果。

（2）结合该真实案例，请你谈谈大学生应如何文明上网，做风清气正的好网民。

参考文献

[1]敖天其,廖林川.实验室安全与环境保护探索与实践[M].成都:四川大学出版社,2015.

[2]陈天翔.大学生健康教育[M].成都:四川大学出版社,2009.

[3]狄树亭,万紫旭.急危重症护理[M].北京:人民卫生出版社,2020.

[4]高敬国,魏绍武,王素英.消化科疾病临床诊疗技术[M].北京:中国医药科技出版社,2016.

[5]华萍,吕虎.大学生健康教育[M].北京:北京大学出版社,2011.

[6]李兰娟,任红.传染病学[M].北京:人民卫生出版社,2018.

[7]李英丽,胡元斌.学校网络安全与教育活动[M].合肥:安徽人民出版社,2012.

[8]廖奕德,杨忠,余悦强.运动与健康教程[M].广州:华南理工大学出版社,2007.

[9]刘恩允.大学生生命教育研究[M].北京:中国社会科学出版社,2012.

[10]刘文庆,吴国平.系统解剖学与组织胚胎学[M].北京:人民卫生出版社,2010.

[11]马纪岗.大学生入学教育[M].北京:北京理工大学出版社,2018.

[12]乔亏,汪家军,付荣.高校化学实验室安全教育手册[M].青岛:中国海洋大学出版社,2018.

[13]秦爱君.林乃磊.心理健康教育教程[M].北京:人民邮电出版社,2016..

[14]瞿珍.大学生心理健康[M].上海:华东理工大学出版社,2018.

[15]任晖,乔跃兵.人体解剖学与组织胚胎学[M].北京:人民卫生出版社,2021.

[16]沈伊默.大学生心理健康教育[M].重庆:重庆大学出版社,2018.

[17]武月刚.大学生心理健康[M].北京:航空工业出版社,2010.

[18]叶华松.大学生生命教育[M].杭州:浙江大学出版社,2011.

[19]张爱珍.临床营养学[M].北京:人民卫生出版社,2006.
[20]张剑.校内外学生网络安全管理与教育[M].长春:吉林大学出版社,2012.
[21]周春美,陈焕芬.基础护理技术[M].北京:人民卫生出版社,2019.
[22]李利,何黎.中国皮肤清洁指南[J].中华皮肤科杂志,2016,49(8):537-540.